O livro secreto
de
**Dieta
das Divas**
de
Hollywood

Kym Douglas ★ Cindy Pearlman

O livro secreto de **Dieta das Divas** de Hollywood

Tradução
Alexandre Martins

LAROUSSE

Título original: *The black book of Hollywood diet secrets*
Copyright © Kym Douglas and Cindy Pearlman, 2007
Copyright © Larousse do Brasil, 2010
O texto deste livro foi editado conforme as normas do novo acordo ortográfico da língua portuguesa, em vigor no Brasil desde 1º de janeiro de 2009.

Todos os direitos reservados.
Nenhuma parte deste livro pode ser reproduzida sob quaisquer meios existentes sem autorização por escrito dos editores.

Edição brasileira

Publisher	*Janice Florido*
Gerente comercial	*Claudio Varela*
Coordenadora de produto	*Daniella Tucci*
Marketing	*Fernanda Santos*
Editoras	*Fernanda Cardoso, Elaine Barros*
Preparadora de texto	*Walkiria de Felice*
Revisor	*José Batista Carvalho*
Editor de arte	*Ana Dobón*
Diagramação	*Linea Editora Ltda.*
Produtor gráfico	*Fernando Cardille*

Dados Internacionais de Catalogação na Publicação (CIP)
(Câmara Brasileira do Livro, SP, Brasil)

Douglas, Kym
  O livro secreto de dieta das divas de Hollywood / Kym Douglas, Cindy Pearlan ; tradução Alexandre Martins. -- São Paulo : Larousse do Brasil, 2010.

Título original: The black book of Hollywood diet secrets
ISBN 978-85-7635-798-8

1. Aptidão física 2. Atores e atrizes de cinema 3. Dieta de emagrecimento 4. Exercício I. Pearlman, Cindy. II. Título.

10-13948   CDD-613.25

Índice para catálogo sistemático:

1. Dieta de emagrecimento : Nutrição aplicada :
   Promoção da saúde   613.25

1ª edição brasileira: 2010
Direitos de edição em língua portuguesa, para o Brasil, adquiridos por
Larousse do Brasil Participações Ltda.

Av. Profa. Ida Kolb, 551 – 3º andar – São Paulo – SP – CEP 02518-000
Tel.: 55 11 3855-2290 / Fax: 55 11 3855-2280
atendimento@larousse.com.br • www.larousse.com.br

De Kym:
Para Jerry e Hunter. Rezo para que tenham boa saúde.
E para vovó Ferguson, que sempre disse: "Saúde é riqueza".

De Cindy:
Este livro é dedicado ao meu marido, Mike — eu te amo.
Você torna a vida bonita.
E a todas as mulheres e todos os homens que travam a batalha diária do peso e da saúde. Este livro é para vocês.

★ SUMÁRIO ★

Introdução	Era uma vez uma época muito menos esquelética...	11
Capítulo 1	Enganar é bom para Jude Law, não para sua saúde: As melhores dicas alimentares de Hollywood.................	17
Capítulo 2	Abra caminho até a Classe A comendo, a continuação...	43
Capítulo 3	Como ter um traseiro como o de Beyoncé: Programas de exercícios que funcionam.....................................	67
Capítulo 4	Corpos sensuais: Exercício................	95
Capítulo 5	Como perder bumbum quando você tem mais de 40................................	109
Capítulo 6	Qual a sua motivação? Como ter uma imagem sensível do corpo..................	141
Capítulo 7	Os truques de dieta avançados e infalíveis das estrelas...........................	159
Capítulo 8	Dietas de tabloide...............................	181

Capítulo 9   Como superar um dia gordo 193

Capítulo 10 Contagem regressiva de duas semanas.. 201

Capítulo 11 Eu quero o mesmo que ela! Receitas de
dietas de Hollywood............................. 209

★ **INTRODUÇÃO** ★

Era uma vez uma época muito menos esquelética...

A nimadoras de torcida e **Jessica Alba**. É tudo culpa delas. Começando pelo primeiro culpado. Quando adolescentes no Meio-Oeste, toda noite de sexta-feira nos sentávamos na arquibancada com as outras de tamanho errado acompanhando enquanto "elas" — animadoras de torcida bonitas de pele e osso, coxas magricelas, com curvas, mas poucas, usando lingerie Victoria's Secret tamanho PP — saltavam pelo campo com suas minissaias minúsculas no estilo "vou pegar você" de cores projetadas para fazer você parecer gorda, como fúcsia ou amarelo berrante. Mas aquelas garotas eram tão magricelas que nem isso importava.

Até mesmo seus movimentos gritavam: "Tenho zero por cento de gordura corporal", porque ninguém — repetimos —, *ninguém* abre as pernas inteiramente se tiver traseiro gordo. Você já ouviu falar sobre separação entre Igreja e Estado. Ouviu falar em contas separadas. Mas não há separação do *derrière* em público se você tem algo a esconder. Então repetimos: Animadoras de torcida! Começou com vocês.

Ficávamos sentadas lá o resto de nós que se tornariam mães, esposas, namoradas, escritoras e personalidades da TV. Uma década ou mais depois, estamos lendo as páginas de revista de circulação nacional e ainda olhando para as animadoras de torcida: **Nicole, Angelina, Jennifer, Courtney, Lindsay** (estamos com você, melhore), **Jessica, Jessica e Jessica**.

Nós realmente achamos **Jessica Alba** adorável, mas com qualquer idade ela é a garota que você queria ter sido no secundário, e sabe que ela teria ficado com aquela saia amarela de animadora de torcida.

Ela tem o corpo perfeito — assim como as outras Jessicas, **Simpson** e **Biel**. (Quando ser simplesmente uma Jennifer saiu de moda?) É realmente uma surpresa que ansiemos pela edição anual "Quem tem celulite" dos tabloides de celebridades? Ficamos de pé na fila do caixa do supermercado e choramos de alegria com a cena. Por favor, não nos julgue.

O livro secreto de dieta das divas de Hollywood foi escrito porque queríamos um livro que nos ajudasse a abaixar o garfo e atingir nossas metas de peso. Sim, somos egoístas! É um livro de dieta sem dietas.

Não somos estrelas do cinema; não somos modelos nem atrizes. Não somos médicas, nutricionistas nem treinadoras. Somos bem informadas! Procuramos as maiores, melhores e mais brilhantes estrelas e os profissionais mais experientes para descobrir o que fazem, usam e como conseguem permanecer em tão boa forma — e estamos partilhando tudo isso com vocês.

Aliás, chamamos de "livro de dieta sem dietas" por um motivo. Compramos inúmeros livros que insistem para que comamos, por exemplo, apenas vegetais vermelhos no terceiro sábado de anos bissextos. Mas nossa família não aceita *tofu* cru como entrada. Não podemos comer carne de iaque.

A maioria desses livros oferece uma dieta que você experimenta durante algumas semanas antes de largar o livro, colocá-lo atrás de revistas ou usá-lo como apoio de copo... Antes de ele misteriosamente desaparecer na Terra dos Livros de Dieta Que Não Funcionam Mesmo.

O livro secreto de dieta das divas de Hollywood oferece dicas que você pode facilmente incorporar ao seu estilo de vida. Não estamos sugerindo a você um plano radical, porque dietas não funcionam. Você perde peso quando faz boas escolhas diárias que fazem a balança pender a seu favor. Entrevistamos estrelas de primeira grandeza, seus treinadores e nutricionistas porque as celebridades não têm escolha a não ser manter a forma; é o trabalho delas. Pense nestas páginas como sua consulta particular com estrelas e seus nutricionistas e treinadores — as pessoas que realmente sabem o que fazer para obter resultados rápidos.

Arrancamos informações delas fazendo as perguntas que sabíamos que você gostaria de fazer e descobrindo o que você iria querer saber. (Nós também queríamos saber, e em pouco tempo estávamos estocando Benefiber, limões e salsa. Descubra por que nas próximas páginas.)

Por falar nisso, não somos peruas esqueléticas. Honestamente, nunca fomos peruas nem acusadas de esqueléticas. Kym sempre desejou ter um corpo longo e delgado de bailarina. Em vez disso nasceu pequena e com curvas. Mas após seguir estas dicas e ganhar alguma motivação com as estrelas, agora pode deslizar (facilmente) para calças 36 com espaço sobrando.

Cindy sempre lutou contra problemas de peso. Partindo de um tamanho 46, ela caiu para 40 seguindo as dicas deste livro.

Houve alguns momentos interessantes no caminho. Nunca esqueceremos o dia em que um grande guru das dietas de Hollywood nos disse que nunca pedíssemos a pipoca grande no cinema porque tinha as calorias de vários Big Macs. *Vários Big Macs!*

Quando Kym contou a Cindy sobre sua entrevista com a famosa nutricionista de Hollywood Rachel Beller, que recomenda acrescentar fibras ou mesmo algumas colheres de Benefiber à dieta, Cindy decidiu levar Benefiber em um saco plástico no avião para Los Angeles. Claro que nesse dia sua bagagem foi examinada pela amistosa inspetora de segurança do aeroporto, que achou o saco suspeito e a deteve para averiguação em um aeroporto lotado.

Não importa a crise, sempre há tempo para alguns conselhos sobre dietas.

"Sei o que parece, mas estou escrevendo um livro sobre dietas e isso é Benefiber. Você coloca um pouco no café ou no iogurte e isso ajuda a perder peso", disse Cindy à mulher da segurança, que olhou muito seriamente e sussurrou: "Isso funciona mesmo? Quanto você coloca?" Segurança nacional e dicas de dieta ao mesmo tempo. Imagine!

Talvez tenhamos de viver em um mundo em que algumas garotas possam usar calças azul-bebê sem banha pendurada ou remorso. É certo? É justo? Talvez não. Mas é divertido estar lutando para parecer melhor, sentir melhor e sobreviver para olhar aquelas animadoras de torcida e dizer: "Não estávamos no auge aos 17 anos. Mas trabalhamos isso, pesquisamos. E agora estamos chegando perto da linha do gol".

★ CAPÍTULO 1 ★

Enganar é bom para Jude Law, não para sua saúde

As melhores dicas alimentares de Hollywood

> *Em média, uma mulher passa 31 anos da vida fazendo dieta.*
>
> REVISTA MARIE CLAIRE.
>
> *Eu como dois ou três sacos de batata chip e adoro frango frito. Adoro batata frita. Gosto tanto de sal que lambo a própria mão para comer sal. Uau! É isso. Foi assim que eu consegui duas bundas e seis peitos.*
>
> WHOOPI GOLDBERG

A AJUDA DE HALLE

"Eu fiquei em forma quando era garotinha. Foi quando tudo se ajeitou", diz **Halle Berry** com confiança. "Foi quando aprendi a vestir minhas calcinhas de adolescente e lidar com isso."

A atriz exuberante e de corpo ideal conta que atualmente seu programa de exercícios pré-gravidez é tanto para paz de espírito quanto para sua figura famosa.

"Você tem de dizer a si mesma que pode. Que pode fazer isso. Tenho fases em que passo três semanas sem malhar, ou estou viajando e não posso malhar. É difícil recomeçar. Mas garanto que assim que você começa as endorfinas que seu corpo libera farão com que se excite com voltar a fazer. Realmente é uma sensação boa", diz ela.

"Quando você começa a se sentir forte e saudável, isso se torna um vício. Sou viciada em me sentir bem", acrescenta.

O que come quando não está grávida? "Sou diabética, então realmente como bem. Como comida saudável e me exercito, mais pela boa saúde. Meu físico apenas colhe as vantagens disso. Não fumo. Não bebo. Tomo um vinho de vez em quando. Não faço nada dessas coisas de forma exagerada, então os resultados aparecem", diz.

E quanto aos manequins 34 do mundo? Uma das mulheres mais exuberantes do planeta se limita a suspirar.

"Só acho que não é saudável para elas. Também não acho que essa seja uma imagem saudável a passar para o mundo. Essas garotas precisam de ajuda e de ser saudáveis. Com sorte elas farão isso por si mesmas. Eu me sinto mal por elas."

O PRAZER CULPADO DE OPRAH

Nossa heroína Oprah é uma das mulheres mais inteligentes e ricas do planeta, mas mesmo ela gosta de prazeres simples. Quando as coisas ficam quentes demais em sua vida, ela gosta de sentir arrepios — literalmente. "Um dos meus grandes prazeres na vida é picolé. Sempre que sua mãe estava furiosa e mandava você entrar, não tinha um picolé. Deveria ter um picolé. Teria sido melhor", diz a srta. Oprah.

A FORMA DE MICHELLE

"Quando não estou trabalhando eu traio um pouco mais que o normal", diz a lendária beleza das telas **Michelle Pfeiffer**. Antes que você comece a achar que ela está enganando o marido, Michelle deixa claro que seus flertes diários são um tipo diferente de amor.

"Com esta idade eu digo 'Dane-se' e como uma rosquinha", diz a mulher de 49 anos de idade com um riso indulgente. "Para mim uma grande noite é com comida mexicana. Como todas as batatas da tigela. E peço outra. Eu já não me nego nada."

Rosquinhas. Comida de lanchonete frita. Olhando para ela no café da manhã do Hotel Four Seasons, sem um único senão naquele rosto exuberante, você sente vontade de pedir um detector de mentiras.

"Claro que você não pode fazer isso todo dia, mas tem de se permitir essas pequenas liberdades", diz a loura esguia de calças justas como um lápis e blusa de seda azul-marinha sem mangas. Sim, depois dos 40, acha Michelle Pfeiffer, ela tem direito constitucional de andar com os braços nus.

Não fale a ela sobre todas as *rexies* de Hollywood. (Gíria de Hollywood: *Rexy* — a atual tendência de mulheres anoréticas apelidadas de *sexy*.)

"São mulheres fazendo isso umas às outras", diz Michelle. "Não acho que os homens realmente queiram que as mulheres façam isso a elas mesmas — subnutridas, esqueléticas, e todas essas cirurgias plásticas grotescas. Por que estamos fazendo isso umas às outras? As jovens agora têm um grande desafio pela frente. E não parece que a tendência vá desaparecer."

Quando o estresse aumenta, Michelle vai para a rua. "Eu costumava ser fundista, mas hoje prefiro corrida de velocidade, com um pouco de caminhada e Pilates".

OS LANCHES DE SIENNA!

Sienna Miller tem celulite. Não a amamos muito mais? O melhor de tudo é que ela fala sobre isso — bem, ela pode ser o melhor presente da Inglaterra à feminilidade em muito tempo. "Minha forma dita fabulosa é resultado de ótimos retoques", diz a exuberante ex de **Jude Law**. "Vamos encarar. Eu tenho seios pequenos, celulite e estrias. Sou preguiçosa. Não faço exercícios. Eu como. Prefiro estar inchada e pesada a estar esquelética e infeliz", nos diz Sienna.

Ah, ela não mencionou que também é talentosa e está sendo muito elogiada por suas atuações. Claro que quisemos saber mais sobre seus dias gordos.

Sienna, vamos recordar o que você acabou de dizer sobre comer. A maioria das estrelas do seu tipo come

alface e toma muito café, portanto você pode ser expulsa do clube.

Sienna: (*rindo*) Eu como todos os hambúrgueres a que quero, e tenho sorte por ser jovem. Sinto o metabolismo se tornar mais lento, e logo esses hambúrgueres atacarão meu traseiro e me tornarei uma baleia. Mas ainda tenho mais alguns anos de juventude. Então continuarei a ser uma garota de ovos, bacon e *waffles*. Eu não me exercito. Só passeio com os cachorros e aproveito o fato de que sou uma pessoa muito agitada, então corro muito. Eventualmente pratico ioga, mas não faço isso há seis meses.

Você vai ser a próxima Bond Girl?
Sienna: Não... São só boatos. Lembrem-se de que tudo o que leem sobre mim é, na maioria dos casos, mentira. Aliás, como posso ser a próxima Bond Girl? Minha celulite não vai ficar bem no biquíni.

Só porque somos enxeridas... O que está vestindo agora?
Sienna: Neste exato instante estou com jeans velhos puídos, um suéter vagabundo e minhas botas Wellington. Não muito glamourosa.

O que é o máximo em comida?
Sienna. Eu sou uma garota de ovos, bacon e *waffles*. Adoro comida. Odeio sair com garotas que só comem salada. Comida é algo para ser desfrutado com os amigos. Coma seus pãezinhos quando sair. Quanto mais obcecada você fica com não comer algo, mais quer aquilo. Então meu

conselho é dar umas mordidas, sim, e aproveitar a vida. Um dia vou acordar e meu traseiro estará no chão! Ainda quero meu pãozinho!

TUDO SOBRE EVA

Eva Longoria não é de abrir mão de coisas boas. "Como *brownies* o tempo todo, até mesmo os preparo", diz ela enfiando um enorme pedaço de bolo na boca. "Mistura para bolo e cobertura de chocolate. Existe algo melhor?" Uma beleza terrena, Eva adora carboidratos e os come. "Não impliquem comigo", diz com uma gargalhada. "Eu malho como uma louca, então mereço alguns *brownies*. Todas as mulheres merecem alguns *brownies*! Eu malho de três a quatro vezes por semana. Meu treinador força a barra. Moro em Hollywood Hills, então é muito inclinado", queixa-se. "Fazemos agachamentos subindo a colina, depois corremos a colina seguinte e fazemos flexões de pernas na outra. Faço isso de manhã cedo, e fico o tempo todo pensando: 'Por que levantei a cabeça do travesseiro? Gostaria de estar dormindo'."

Nem sempre Eva foi uma beleza de primeira categoria. "Não desabrochei até depois da faculdade", diz. "Acho que isso foi uma bênção. Fez com que dependesse de minha personalidade e de meu humor, não de minha aparência."

"Hoje peço às garotas que, por favor, não se concentrem na superficialidade. A boa aparência acaba, mas inteligência e personalidade duram para sempre."

Gíria de Hollywood: Gordura amiga — quando você está de dieta e seus amigos comem sem parar. Você come para deixá-los felizes, e assim ganha gordura amiga. Por exemplo: "Eu era muito magra até começar a sair com **Britney**, mas depois ganhei um pouco de gordura amiga".

FISH AND CHIPS À LA ZETA-JONES

Ela redefine a ideia de *fish and chips*. A beleza de cabelos escuros **Catherine Zeta-Jones** não é do tipo que se entrega a chocolates Godiva ou mesmo Dairy Queen com os filhos Dylan e Carys. A beleza galesa diz que adora um bom sanduíche pesado. "Sei que parece ridículo, mas sou obcecada por sanduíches de salmão defumado com pão preto e batata chip esmagada dentro entre o peixe e o pão", diz Catherine. (Espere, de início parece ofensivo, mas pense melhor... Hummmm. E salmão defumado conta muito poucos pontos nos Vigilantes do Peso!) "Não consigo resistir. É a minha *comfort food*", diz Catherine durante entrevista no Regency Hotel de Nova York, onde parece uma A + de formas perfeitas em um vestido preto de verão. Ela é o padrão de uma grande figura. (Tem curvas, mas nem 1 grama de gordura.)

A esposa, mãe e atriz de primeira linha, exuberante, atraente e perfeitamente magra deve fazer alguma coisa para se livrar dessa comida. "Na verdade adoro fazer exercícios", diz Catherine. "Isso mantém minha cabeça saudável e me dá energia. Passei os dois últimos meses na Europa e nadei muito, algo que adoro demais."

Em sua casa nas Bermudas (embora também tenha residência na Espanha e em Nova York), Catherine diz que gosta de mudar a rotina. "Estou sempre variando um pouco entre caminhar, fazer exercícios na academia e nadar. Não faço a mesma coisa dois dias seguidos, mas insisto em me exercitar cinco vezes por semana. É minha grande dica. Vá à academia cinco dias por semana e faça alguma coisa, e varie para não ficar entediada." Mas não a odeie, porque ela tem noção de dever.

"Assim como todo mundo, tenho de me arrastar até a academia, mas quando termino sempre digo: 'Uau, gostei muito disso'. Não é sempre assim?" Ela ri e acrescenta: "Posso comer mais sanduíches de salmão defumado com pão preto se malhar".

Você quer a receita do prazer de **Catherine Zeta-Jones**? Ela diz: "Você precisa de salmão defumado e pão preto. Nada de maionese ou *cream cheese*. Apenas esprema um pouquinho de limão no pão e salpique um pouco de pimenta. Acrescente quanta batata esmagada quiser. Prometo que é delicioso! Pode pôr a culpa em mim!"

A NUTRICIONISTA RACHEL BELLER

Rachel Beller parece jovem demais para ser nutricionista das estrelas. Ela é tão popular que teve de adiar uma entrevista para este livro porque os *paparazzi* a estavam perseguindo pelas ruas. Ei, pelo menos ela fez seu teste de esforço.

Rachel, presidenta e fundadora do Beller Nutrition Institute, é uma morena pequena com um rol de pacientes à altura de qualquer treinador de Hollywood. Ela é discreta quanto a nomes, mas tira da manga alguns truques de dieta que valem os 250 dólares por hora que cobra das celebridades.

Ela nos concede a entrevista tomando chá verde matcha — não do tipo que pode ser encontrado em seu mercado, esse chá tem as vantagens do chá verde comum, com dez vezes mais nutrientes. Rachel garante que o chá verde matcha fortalece o sistema imunológico e ajuda a perder peso.

Quais são suas melhores dicas de dieta?
— Beba mais chá verde! [Rachel sugere de sete a nove xícaras por dia.]
— Pingue limão na água!
— Misture Benefiber em pó e Emergen-C em pó na água para fazer um energético saudável (especialmente um revigorante às 3 horas da tarde) que cortará o apetite e evitará excesso de lanches.
— Aumente o consumo de ômega-3 a partir de linhaça, nozes ou peixe. [As celebridades de Rachel fazem isso para melhorar não apenas a saúde em geral, mas também cabelos e pele.]
— Coma vegetais sem amido.

Pode nos dar mais alguns segredos para perder peso?
Canela. Na medicina chinesa a canela é uma das ervas mais utilizadas para ajudar na circulação e na digestão. Há

evidências de que a canela é capaz de reduzir o nível de colesterol e glicose no sangue, sendo um instrumento seguro e saboroso para diabéticos. O óleo volátil na casca da canela também pode ajudar o corpo a processar os alimentos, rompendo as gorduras durante a digestão. Estudos revelaram que a canela age como um antiflatulento, um dispersador de gases, ao estimular a movimentação do trato gastrointestinal. Então, lembrem-se, quando estiverem tomando chá ou leite em casa, coloquem um pau de canela na bebida. Ao sair para jantar, peça uma sobremesa de frutas silvestres e peça ao garçom um pouco de canela, como as celebridades fazem!

Cacau. O cacau é permitido nos planos alimentares para meus pacientes. Sugiro "enganar sem enganar". Faça escolhas saudáveis de chocolate: experimente um biscoito orgânico ou cacau em pó quente. Junte algumas gotas de néctar de agave, um adoçante líquido orgânico que satisfará sua necessidade de doce sem aumentar calorias.

Algas. O perfil nutritivo das algas é excelente. São ricas em fibras, não têm gorduras e são ricas em vitamina C e betacaroteno. Sugiro comer os pedaços secos vendidos em lojas de produtos naturais. Têm um sabor naturalmente salgado pela alta concentração mineral.

Quais são seus segredos de exercícios?

Levantamento de peso pode aumentar o volume corporal. Sugiro exercícios de alongamento como Pilates, exercícios de resistência e alongamento, que o ajudarão a manter a elegância. Faça ioga e dance para fortalecer sua região abdominal.

Há um equívoco que a maioria das pessoas comete quando está iniciando um novo programa de perda de peso. Na consulta os pacientes tentam negociar seu grau de compromisso. Chamo a isso de "Fenômeno do Negociador". Mas se eles não estiverem realmente comprometidos não terão sucesso! Em vez disso recomendo que adotemos esta postura: "Quando começo eu sou intocável. Domino isto e não serei desviado dos meus planos — os resultados me motivam".

Como você faria dieta?
Minha dieta enfatizaria aumento de fibras, mais saladas e vegetais ricos em nutrientes, como brócolis, couve-flor e espinafre. Limitaria o consumo de frutas e acrescentaria mais peixe e peito de frango magro como fontes de proteínas.

O que você come em um dia normal?
Minha filosofia é "seja simples". Fique o mais perto possível da natureza. Consumo muitas fibras, frutas e vegetais saudáveis, peixe, linhaça e outras fontes de ácidos graxos ômega-3. Evito refrigerantes, adoçantes artificiais e a maioria das comidas industrializadas. (...) Outros de meus princípios derivam de meu histórico de pesquisas, e acredito em "comidas que fortalecem a imunidade". Isso significa vegetais crucíferos (repolho, brócolis, couve-flor), brotos de brócolis, especiarias e ervas, cebola, tomate cozido, iogurte com lactobacilos vivos, ameixa seca e romã.

Ofereça um pouco de sabedoria motivacional.
Digo a meus pacientes que não ir um dia à academia é quase o mesmo que comer um belo pedaço de bolo gor-

duroso. Normalmente digo a eles que simplesmente façam isso!

Quais dietas ridículas você rejeita?

As pessoas usam supositórios para provocar diarreia e "limpar o cólon". Isso às vezes funciona, mas também perturba o equilíbrio eletrolítico interno, o que é perigoso. Nunca digo a meus pacientes que façam uma dieta de sucos. O único elemento que sempre incorporo a um programa é proteína — peixe, frango e feijões. Os pacientes simplesmente não sobrevivem sem proteína.

Quais são suas dicas comprovadas para perder quilos, se necessário?

— Salsa pode ser usada como diurético e para desinchar. Também melhora a respiração.

— Coloque uma colher de chá de funcho em água quente e beba. É ótimo para inchaço causado por gases.

— O grande coquetel: funcho, gengibre, casca de laranja e limão em água quente. Também é ótimo contra o inchaço e para ajudar na digestão.

— Atum com baixa concentração de mercúrio, rico em ômega-3, que é ótimo para a pele e os cabelos e dá boa disposição.

O que recomenda para o café da manhã?

OPÇÃO 1

— Uma xícara de cereal: 14 gramas de fibras, *ou*

— ¾ de xícara de All-Bran Original da Kellog's: 15 gramas de fibras, *ou*

— ½ xícara de All-Bran Buds da Kellog's: 19 gramas
de fibras
— acrescente ao cereal ¾ de xícara de leite de vaca
desnatado orgânico, *ou* leite de amêndoas fortificado, *ou* iogurte com lactobacilos vivos, não excedendo 100 calorias.

Lembre-se: Os cereais não devem exceder 100 calorias e devem conter de 15 a 20 gramas de fibras.

OPÇÃO 2
— Minibolo de fibras: 13 gramas de fibras, 80 calorias
— 1 xícara de iogurte desnatado
— ½ colher (chá) de canela
— Chá verde matcha

Dicas de Rachel para as semanas antes de um evento

— Comece uma intervenção com muitas fibras para manter tudo regularizado.
— Tome um café da manhã com baixas calorias e muitas fibras.
— Entre o café da manhã e o almoço, tome iogurte biológico rico em proteínas, acrescente uma pitada de canela e um pouco de chá verde matcha 100% puro.
— No almoço, um prato de vegetais fortalecedores do sistema imunológico com pouca proteína e muitos nutrientes, com um molho natural de poucas calorias.
— Quando sentir fome à tarde, prepare uma bebida energética rica em fibras: uma colher de sopa de Benefiber, um pacote de Emergen-C e entre 150 e 200 mililitros de água. Isso cortará o apetite e ajudará a mantê-la equilibrada.
— No jantar, uma sopa de baixas calorias com pouco sódio.
— Coma peixes com baixa concentração de mercúrio.

OPÇÃO 3
— 1 fatia de pão de cereais integrais: 5 gramas de fibras
— ½ xícara de queijo *cottage* sem gordura salpicado com ½ colher de chá de canela *ou* 1 ovo mais 1 clara de ovo (limite de três a quatro gemas por semana)
— Tomates e pepino fatiados salpicados de vinagre de arroz envelhecido
— Chá verde matcha

OPÇÃO 4
— Torrada francesa
— 1 fatia de pão de cereais integrais ou 2 fatias de pão de trigo integral *light* (40 calorias/fatia e 3 gramas de fibras/fatia)
— Um borrifo de óleo de canola
— ½ colher (chá) de canela
— 1 colher (chá) de adoçante de agave

Bata claras de ovos e mergulhe o pão nelas. Coloque o pão recoberto em uma frigideira com um borrifo de óleo de canola. Passe o pão dos dois lados em fogo médio.

Salpique canela no pão preparado. Coloque adoçante de agave na torrada francesa.

OPÇÃO 5
— Tortilha de trigo integral tamanho grande: 80 calorias, 14 gramas de fibras
— 3 claras de ovos mexidas
— Tomates
— 1 colher (sopa) de molho de tomate
— Salpique um pouco de queijo parmesão
— Chá verde matcha

A BELA SWANKY

A exuberante ganhadora do Oscar **Hilary Swank** perdeu os 10 quilos que ganhou para interpretar seu papel em *Menina de ouro*, mas ainda tem um impressionante tônus muscular. Em um vestido de seda justo, não há como ela esconder sequer um biscoito de chocolate.

"As pessoas me perguntam como me mantenho em forma. A verdade é que trabalho horas demais", diz Hilary com uma risada. Como não podemos defender excesso de trabalho como dieta, provocamos mais.

"Fiquei magra recentemente. Você para de comer 210 gramas de proteína por dia e emagrece", diz Hilary. "Sei que está todo mundo nessa de proteína, mas confira o quanto você está comendo. Demais também não é bom."

Hilary se permite um lanche eventual. "Claro, estou falando em perder peso enquanto como um biscoito de manteiga de amendoim", diz ela, sorrindo e mastigando.

Entreouvido em uma reunião dos Vigilantes do Peso em Beverly Hills

Nossos espiões adoram uma supermodelo que come comida de verdade, e não uma dieta de cigarros e Coca *diet*. Por isso ficamos excitadas ao descobrir que em um desfile recente da Victoria's Secret no Bellagio, em Las Vegas, duas das maiores supermodelos do planeta não comeram apenas alface sem molho. As garotas realmente provaram tacos de lagosta, asas de frango e vieiras, depois uma delas culminou tudo com um de seus maiores prazeres culpados, uma rosquinha de banana. Sim, elas comeram tudo isso acima em um mesmo ano!

POR QUE VOCÊ SONHA COM SORVETE

Sabemos como é tentador pular o jantar e mergulhar em um pote de sorvete. A boa notícia é que essa paixão por sorvete não é culpa sua. A ciência prova que mesmo apenas uma colher de sorvete melhora seu ânimo. Um estudo do St. Luke's-Roosevelt Hospital Center de Nova York revelou que qualquer comida com muito cálcio (como sorvete) contém um mineral que reduz em 50% a produção pelo corpo dos hormônios da paratireoide, os hormônios que a deixam com disposição sombria. Por falar nisso, nossa âncora preferida dos noticiários matinais, **Meredith Vieira**, diz que seu preferido é o Pistachio Pistachio do Ben and Jerry's. "Sempre tomo só um pouquinho e invariavelmente me sinto melhor."

A GAROTA FAMINTA LISA LILLIEN

A Garota Faminta não é nutricionista. É apenas faminta.

Lisa Lellien, de Los Angeles, é uma mulher típica que tem os mesmos problemas com comida que a maioria das mulheres enfrenta todos os dias. Experimenta as últimas dietas da moda, mastiga novas comidas sem gordura e de baixas calorias e produtos dietéticos e, claro, pede tudo com acompanhamentos.

Lisa se considera uma comidologista, não porque tenha algum diploma elegante, mas por ser obcecada por comida. Que maravilha! Ela realmente come (pelo menos pelos padrões desta cidade) e ainda assim entra em suas calças. Tendo lutado contra o peso a maior parte da vida, Lisa finalmente colocou tudo sob controle.

Durante quase toda a vida Lisa teve um efeito sanfona de 10 quilos. Há cerca de sete anos decidiu mudar seus hábitos alimentares e abrir mão de farinhas, pão, massas e amidos. Após perder quase 15 quilos, adotou o sistema de pontos dos Vigilantes do Peso para a manutenção.

Perder peso e continuar assim não é uma mudança temporária. É um modo de vida, mas essa vida não precisa ser menos divertida. Lisa vasculha prateleiras de supermercado, restaurantes e outros lugares para suprir vontades substituindo os prazeres culpados de sua vida anterior por opções mais saudáveis — e adora cada minuto disso!

Desde encontrar *sundaes* de baixas calorias até biscoitos sem gordura, ela está sempre na linha de frente das últimas tendências em comida e dietas. Além de ser obcecada por comida, Lisa é uma executiva respeitada na área de entretenimento, incluindo meios de comunicação impressos, *on-line* e televisão.

Por causa da ótima receptividade ao seu blog hungrygirl .com, Lisa deixou seu cargo na Warner Bros. para ir em busca de mais dicas e segredos para garotas com fome. E como ela é não apenas faminta, mas também muito gentil, quer partilhá-los com o mundo.

Quais suas três melhores dicas de dieta?

Planeje sua comida do dia. Pensar antecipadamente é extremamente útil. Depois registre sua comida (e seja honesta). Quando tiver de escrever o que está comendo, comerá menos. Nunca pule refeições. Acabará com tanta fome que comerá demais. Isso sempre acontece. Descubra quais são as comidas que a descontrolam e evite-as. O máximo possível, sempre. Relaxe de vez em quando! Privação por longos períodos de tempo é frustrante e nada realista. Há algo de fortalecedor em ser um pouco "má" e depois voltar aos trilhos.

Quais suas melhores dicas de exercícios?
Encontre um parceiro de exercícios. A infelicidade adora companhia. Fazer exercícios com um amigo torna isso menos doloroso, especialmente se você tem alguém com quem fofocar. Não exagere. Se seus exercícios são forçados demais ou exaustivos, há uma chance de que os evite a todo custo. Se estiver se exercitando sozinha, preocupe-se em ler, assistir à televisão ou fazer algo que a distraia. *Realmente* ajuda!

Qual o erro que a maioria das pessoas comete ao iniciar um programa de perda de peso?
Elas acham que o novo programa é uma mudança temporária, (...) uma bala mágica que as deixará magras para sempre. Isso não existe.

O que você faz quando sente que precisa perder alguns quilos?
Eu evito o que chamo de "carboidratos secos" — farinhas, massas, arroz, batata, pão. Evito *completamente* e me limito a carnes magras, frutas e vegetais — e bebo muita água.

O que você come em um dia normal? Frutas *ou* alguma coisa com clara de ovo no café da manhã, uma grande salada, proteína magra e vegetais no almoço e sushi (e sashimi) no jantar. Bem, não como sushi toda noite, mas quatro vezes por semana (e sempre alivio no arroz). Belisco muitas frutas e vegetais. Bebo muita água e muito pouco refrigerante *diet*. E como muita fibra. Acho que as comidas que prejudicam as dietas variam de pessoa para pessoa. Evito pão e salgadinhos o máximo possível porque eles me fazem ganhar peso facilmente (provavelmente porque como isso demais). Mas o segredo é conhecer e compreender o próprio corpo.

Fale-nos sobre seu programa pessoal de exercícios.
Eu me exercito bastante. Faço exercícios com pesos duas ou três vezes por semana e aeróbicos pelo menos quatro dias por semana. Mas nada maluco ou extenuante. Meu exercício aeróbico é caminhar na esteira entre 40 e 60 minutos assistindo à TV.

Qual a dica de dieta ou exercício mais incomum que já ouviu? Acha que funciona ou é absurdo?
Humm... Provavelmente aquela de que qualquer caloria consumida dentro de um avião não conta e nunca é metabolizada ou absorvida pelo seu corpo. Eu mesma adotei essa há *muito* tempo para me sentir melhor por beliscar as castanhas e os biscoitos em voos através do país. Claro que isso é absurdo.

VOCÊ SE IMPORTA?

Depois de um longo exercício, ou mesmo depois de um exercício de quinze minutos que pareceu durar para sempre, queremos nos paparicar ao máximo, porque, francamente, simplesmente calçar os tênis pode ser um fardo. Para reduzir o estresse, coma figo. Não, não estamos falando de barrinhas de figo, mas boa tentativa. De fato, figos têm sido usados ao longo da história para tratar doenças de pigmentação da pele. Também são um antioxidante natural e ajudam a manter a umidade da pele.

TRAPACEANDO

Um de nossos prazeres sem gordura preferidos é sugerido pelo guru da boa forma das celebridades e treinador das estrelas Harley Pasternak. Pasternak é treinador de celebridades como **Jessica Simpson**, **John Mayer** e **Mandy Moore**. Ele sugere aos seus clientes beliscar pera com molho de manteiga de amendoim. Use iogurte desnatado e manteiga de amendoim *light* e mate seu anseio por doces.

ESCOLHER OS ORGÂNICOS?

Agora que a maioria dos nutricionistas deste livro disse que frutas, legumes e verduras são grandes fontes de fibras e ajudam a perder peso, resta uma grande questão: você tem de comprar sempre os orgânicos?

Na verdade há certas frutas, verduras e legumes com tão poucos resíduos de pesticida que são quase tão seguros quanto os produtos orgânicos. Um estudo diz que entre os melhores produtos com pouco pesticida estão aspargos, brócolis, ervilha e milho congelados, cebola, abacaxi, papaia, manga, melancia, banana e abacate. Frutas, legumes e verduras normalmente produzidos com toneladas de química, que você deveria comprar orgânicos, são pêssego, maçã, cereja, uvas importadas, pepino, alface e a maioria das frutas vermelhas.

NADA DE PÊSSEGO, APENAS ERVAS

Astros de Hollywood que realmente conhecem seu corpo nunca abrem mão de temperos, já que muitas ervas comuns dão impressionantes benefícios à saúde. Fizemos uma rápida pesquisa e hoje temos um estoque completo de ervas.

ORÉGANO
Por quê? Contém fibras e as vitaminas A, C e K.

O que faz: Também é um antioxidante natural e comprovadamente atua nos níveis de colesterol. Muitos nutricionistas acham que se você salpicar orégano fresco (a erva em sua forma pura) sobre sua pizza também estará acrescentando um agente contra o câncer.

Experimente em: Pizza, mas também adoramos em ovos, sopas e saladas.

CANELA

Por quê? É um grande anti-inflamatório e acrescenta fibras, cálcio e magnésio à sua dieta. Boa para os ossos.

O que faz: Controla a variação no nível de açúcar no sangue e alguns cientistas acreditam que é bom para o raciocínio.

Experimente em: Uma deliciosa cidra de maçã de baixas calorias ou no chá. Também adoramos com queijo *cottage* ou iogurte *light* — congelado ou normal.

PIMENTÃO VERMELHO

Por quê? Vitamina A.

O que faz: Combate infecções, alivia a dor e dá energia. Coma pimentão vermelho quando estiver resfriada e ajudará a descongestionar o nariz.

Experimente em: Claro que pimentão vermelho é ótimo em saladas, mas também delicioso quando sobre filé de atum fresco.

MANJERICÃO

Por quê? Vitamina K e flavonoides.

O que faz: Protege suas células, é anti-inflamatório e fortalece o sistema imunológico.

Experimente em: Adoramos um pouco de manjericão fresco em peixes grelhados ou molhos caseiros.

HORTELÃ

Por quê? Vitaminas A e C, fibras e ferro.

O que faz: Hortelã é um relaxante muscular natural e combate os sintomas de alergias. Ajuda contra as dores de barriga, mas piora o refluxo gástrico.

Experimente em: É ótimo com iogurte de baunilha comum com morango e um pouco de granola. Também é delicioso na água com um pouquinho de limão.

ISTO É SEGREDO

Como a serena, calma e contida líder da CTU Nadia em *24 horas*, a exuberante **Marisol Nichols** é o retrato da graça sob pressão. Quando não está tentando vigiar Jack Bauer, a beleza de cabelos escuros se concentra em manter sua forma fabulosa. Dicas? Essas não são segredo.

"Para começar, não bebo. Ninguém precisa de todas essas calorias e carboidratos extras, e, ademais, a bebida realmente prejudica a queima de gorduras", diz a simpática Marisol. "A outra coisa é que faço o que chamo de plano 90-10. Cerca de 90% do tempo eu tenho uma alimentação realmente saudável. Então há os outros 10% do tempo em que eu fico tipo 'Onde estão os biscoitos?'."

Ela ri e diz: "Você realmente não pode se privar o tempo todo. Imagino que são os 90% do tempo que contam, e você sempre pode compensar com exercícios os 10% quando você come o que quiser".

Pilates é o exercício preferido de Marisol, mas ela acha que não é o suor que a faz parecer tão bem. "Acho que se deve principalmente à comida."

No café da manhã, conta: "Normalmente como apenas iogurte *light* ou integral salpicado com canela ou estévia como adoçante. Preparo ovos e vegetais quando tenho tempo de manhã, mas nada de pão, torrada ou panquecas.

Eu desmonto duas horas depois se comer carboidratos de manhã.

"Almoço e jantar têm proteínas e vegetais, mas nada de pão. Descobri que se me livro do pão não sinto muita falta. Então no almoço como um filé. Sou uma garota de Chicago, então sinto falta de carne. De vez em quando como cordeiro, frango ou peixe. Mas uma das coisas que eles fazem muito bem no set de *24 horas* são os filés. Adoro isso, e cai muito bem em mim. Acho que mantém meu tônus muscular e faz com que me sinta ótima. Também como vegetais como abobrinha com especiarias interessantes. Basicamente como a mesma coisa no jantar."

Nos lanches, Marisol evita todo o sorvete e o M&M que espreitam os estúdios de TV. "Como muitas frutas, especialmente maçã, manga e pêssego. Você tem de se preparar para quando a fome aperta e levar as frutas consigo", aconselha. "Quanto aos doces de verdade, eu guardo para meus 10% do tempo. Talvez saiba que vá sair para um ótimo jantar e peço sobremesa. Sei que sobremesa não é uma coisa de todo dia. Mais uma vez, não quero todo esse açúcar todos os dias, porque isso me deixa realmente cansada."

O conselho de Marisol? "Tente cortar o açúcar de sua dieta por alguns dias e ficará impressionada com a energia que terá. Estou falando tanto de açúcar quanto de pão. Essas comidas a deixam cansada o tempo todo. Elas também podem deixá-la triste e emotiva. Carboidratos afetam meu estado emocional.

"Um pedacinho de fruta depois do jantar não produz o mesmo efeito. Comendo proteínas, legumes, verduras e frutas você permanece magra e seu estado de espírito e seu nível de energia ficam estáveis."

Entreouvido em uma reunião dos Vigilantes do Peso em Beverly Hills:

Qual jovem estrela sensual é conhecida por ir à infame Jerry's Deli de Beverly Hills e pedir seu superbolo de chocolate de três andares? Ela não o come com garfo... Nem colher... Nem faca. Não, ela pede o bolo apenas para olhar para ele, fita-o por alguns minutos, bebe um pouco de água e depois paga a conta. Aparentemente as calorias realmente estão nos olhos do espectador.

★ **CAPÍTULO 2** ★

Abra caminho até a Classe A comendo, a continuação

Não sou um desenho esquemático ou uma garota da Victoria's Secret que parece fantástica em suas roupas. Mas as pessoas das quais me cerco não se importam. Não tenho de parecer um desenho feito de traços retos.

HAYDEN PANETTIERE

Eu na verdade comi no McDonald's antes de ir para o Golden Globe.

BEYONCÉ (nos dando uma notícia tão horrenda que Kym teve de se sentar e Cindy levou a mão ao coração)

LEVADA EMBORA

A vencedora do *American Idol* e estrela premiada da música *country* **Carrie Underwood** é muito menos mulher do que um dia já foi. A lourinha passou de tamanho 40 para o minúsculo tamanho 36. "Bem-vinda a Hollywood, Carrie!" Carrie diz que, embora na verdade seja ainda menor, não é por causa de nenhuma dieta radical. São coisinhas como cortar margueritas e daiquiris, substituir refrigerantes doces por chá verde e pão branco por cereais integrais. Ela diz que o único exercício que faz é no palco. Seu segredo é nunca pular o café da manhã.

Com a agenda que tem, Carrie certamente precisa dormir. Mas e se você acabou de ter uma grande noite no palco ou na reunião da associação de pais e mestres local e não consegue dormir? Técnicos de ioga e meditação de Hollywood mandam mudar a lâmpada do abajur junto à cama de branco para amarelo. A luz amarela a deixará em um estado de serenidade. Zzzzzzzz.

O gosto é bom e também tonifica.

As estrelas acreditam em multitarefa. Muitas celebridades costumam preparar um tonificante com suco de duas limas e 1 litro de água para ser usado como tonificante facial, dar brilho aos cabelos após a lavagem e refrescar o hálito.

MATT AMSDEN, EXECUTIVO DA RAWVOLUTION

A elite de Hollywood corre na direção de Matt Amsden, autor de *RAWvolution: Gourmet living cuisine* e um dos principais *chefs* de comida crua do mundo. Entre seus fãs estão **Susan Sarandon**, **Cher**, **Alicia Silverstone** e a supermodelo **Carol Alt**. Ou estão pedindo novas receitas ou indo ao seu restaurante na elegante Santa Mônica.

A empresa de Matt foi a primeira a fornecer comidas cruas preparadas, um sistema que ele chama de The Box, na região de Los Angeles e depois por todos os Estados Unidos. Matt começou a comer exclusivamente comida crua após tomar conhecimento da dieta em um programa de rádio em 1998.

Quais são as principais coisas que drenam sua energia e comprometem sua saúde?

DESIDRATAÇÃO:
Seu corpo é mais de 70% água. Suas escolhas alimentares não deveriam refletir isso? Uma boa forma de começar a se hidratar é consumir comidas que não perderam sua água natural. Comida cozida não dá ao seu corpo a água fundamental e a desidrata ainda mais quando seu corpo tenta digeri-la. Tudo o que você coloca em seu estômago precisa ser transformado em líquido para ser digerido. Qual a facilidade com que sua atual dieta se liquefaz?

SUBNUTRIÇÃO:
Dados recentes mostram que as deficiências nutricionais são mais comumente causadas pelo que comemos do que pelo que não comemos. Sua dieta atual pode estar roubando de você preciosas vitaminas e minerais. Uma dieta balanceada de vegetais crus conscientemente preparada contém todo o suprimento de vitaminas e minerais essenciais, enquanto a comida preparada segundo métodos tradicionais destrói mais de 80% de seu poder nutritivo. Você pode arcar com 80% menos nutrição do que é naturalmente encontrado na sua comida?

FALTA DE ENZIMAS:

As enzimas são responsáveis por todos os processos metabólicos que acontecem em seu corpo, da digestão à cura de doenças. A maioria das comidas preparadas é servida com a destruição de até 100 % de todas as suas enzimas naturais. Cem por cento! Quando as enzimas lípase e amilase são destruídas, o corpo não consegue digerir gorduras e carboidratos, e eles são estocados no corpo, fazendo com que você ganhe peso. Quando você consome uma comida viva e rica em enzimas ela praticamente se digere sozinha. Isso a deixa com um excesso de energia para se esforçar mais, trabalhar com maior eficiência e fazer mais do que adora!

Quais suas três melhores dicas de exercício?

Ioga, ioga e ioga.

O que você faz quando acha que precisa perder alguns quilos?

Troco a comida por líquidos! Bebo sucos frescos — sucos de frutas e principalmente sucos verdes (aipo, pepino, espinafre, couve; gengibre com limão é bom). Isso a deixa se sentindo inacreditavelmente leve, mas você na verdade está se alimentando mais, já que as vitaminas e os minerais dos sucos são mais facilmente absorvidos.

Qual a dica mais absurda de dieta ou exercício que ouviu recentemente e realmente funciona?

Comer chocolate no café da manhã todos os dias e perder peso. Minha esposa e eu fazemos isso todos os dias há anos. O segredo é usar o chocolate cru que vendemos e preparar o Super-Food Smoothie que cito [ver a seguir].

O que você sempre diz a um cliente para incorporar a seu plano de alimentação saudável?
Verduras! As verduras são a comida mais saudável do planeta! Acredite ou não, contêm muita proteína. São ótimas com qualquer prato ou tipo de cozinha, e você pode encontrar em qualquer restaurante. Todo almoço e jantar deveriam incluir uma salada verde com um molho leve.

O cardápio perfeito da RAWvolution para café da manhã, almoço e jantar.

CAFÉ DA MANHÃ:
Começo todas as manhãs com um Super-Food Smoothie. Que é exatamente o que o nome diz: um creme com todas as supercomidas mais poderosas do planeta. Cacau cru [para dar magnésio e antioxidantes], sinforina [aminoácidos e minerais] e óleo de cânhamo [ácidos graxos essenciais] etc.

ALMOÇO:
Uma grande salada verde com as melhores verduras baby coberta com um belo azeite extraído a frio e um pouco de sal rosa do Himalaia.

JANTAR:
Uma sopa, uma salada e uma entrada, todas feitas com alimentos orgânicos.

Qual dica comprovada você conhece que é um pouco incomum?
A salsa realmente reduz o inchaço. E você não precisa mastigar todo um maço de salsa. Eis uma receita do meu livro *RAWvolution*:

SALADA MEDITERRÂNEA TABULE

Salada
6 maços de salsa
1 xícara de tomate-cereja picado
½ xícara de sementes de cânhamo
½ xícara de cebola amarela picada

Molho
½ xícara de suco de limão fresco
½ xícara de azeite
½ colher (chá) de sal marinho
5 dentes de alho descascados

Pique a salsa em um processador. Transfira a salsa para uma tigela grande e acrescente o tomate, as sementes de cânhamo e a cebola. Misture os ingredientes com uma espátula ou colher de pau. Misture os ingredientes do molho em uma tigela ou processador.

Se você tivesse apenas duas ou três semanas antes de um grande evento, o que faria para se fortalecer ou perder algum peso?
Comeria alimentos crus, beberia sucos de vegetais verdes e faria ioga.

Diga alguns dos pratos preferidos de seus clientes da RAWvolution
Vou deixar que eles digam...

Matt realmente tem um dom para fazer comida crua acessível, e verdadeiramente adoro suas sopas e sua Mock Chicken Salad.

Susan Sarandon

A comida de Matt é criativamente deliciosa e a variedade é maravilhosa. Adoro a Salada Broccolini e o No-Bean Hummus.

Cher

Meus preferidos são o Big Matt com queijo e o Fudge de chocolate cru e coco.

Alicia Silverstone

A comida de Matt é tão deliciosa que não consigo acreditar que exista na Terra — e que seja boa para você. Você fica pensando em como passou tanto tempo sem ela. Eu adoro, adoro a Mock Tuna Salad!

Supermodelo Carol Alt

Sem querer abusar, mas poderia partilhar conosco outra das receitas preferidas da RAWvolution? Trocaríamos nossos carros por aquela coisa de coco.

FUDGE DE CHOCOLATE CRU E COCO

3 xícaras de nozes
½ xícara de pó de cacau cru

2 xícaras de coco ralado
5/8 de xícara de néctar de agave

Moa as nozes no processador até que tenham consistência de manteiga. Em uma tigela separada, misture bem o pó de cacau e o coco. Acrescente as nozes moídas e o néctar de agave e misture bem. Aperte a mistura em um pirex, criando uma camada lisa e uniforme de aproximadamente 1,8 cm. Corte em quadrados e sirva. Ou cubra e leve à geladeira para resfriar e ganhar mais consistência antes de cortar e servir.

★ **Gíria de Hollywood:** McConaugheylicioso — quando seu homem está em plena forma e parece andar por toda parte sem camisa. Simplesmente diga: "Este é Jack. Estamos juntos há dez meses e, como você pode ver, ele é McConaughcylicioso!"

Citação rápida

"Sempre me parece que aquelas limpezas intensas são ridículas. Você pode se "limpar" com duas xícaras de café. Não vamos chegar lá, mas ainda assim..."

Nossa amiga **Joy Behar**

AMORES DURADOUROS

Um caso romântico com o acima mencionado Matthew McConaughey pode ser um lanchinho? Ambas que-

remos que dure o máximo possível. Por isso buscamos cientistas profissionais para perguntar quais lanches permanecem mais conosco. Eis a relação dos lanches que a mantêm saciada por mais tempo, em ordem decrescente: picolé recheado Tootsie Pops, saquinhos de pipoca com 94% menos gordura, alcachofras no vapor, picolé sem açúcar e romã.
Agora você sabe!

FESTA!

Paris, Nicole e Britney parecem ir a festas todas as noites. Como conseguem? Vamos a uma festa uma vez a cada seis meses e ganhamos 5 quilos com dois pastéis de camarão gordurosos.

Falamos com um grande nutricionista de Hollywood que nos deu algumas dicas: antes de ir a uma festa coma um pedaço de queijo desnatado, um punhado de aipo ou cenoura ou uma tigela pequena de cereal com muitas fibras e leite desnatado. Isso tira seu apetite.

Também ouvimos boatos de que (a maioria das) estrelas na verdade não bebem tanto, e se bebem é algo com poucos carboidratos, como vodca, Red Bull ou um refresco de vinho com dois terços de água mineral e um terço de vinho. Tente tomar um copo de club soda entre taças de vinho para não conseguir beber tanto álcool. Seu consumo máximo de vinho por noite será de duas taças.

Em um bufê, assegure-se de poder ver o prato sob a porção. Isso significa que não pegou demais.

PIADA DIET

Jessica Alba nos disse que largássemos nossa lata de refrigerante *diet* imediatamente ou seríamos indiciadas por grave violação de dieta. Sentem-se para ouvir a notícia: estudos mostram que cada lata de refrigerante *diet* consumida diariamente praticamente dobra o risco de você ficar acima do peso!

Se você quer borbulhas, tente Perrier com lima ou suco de romã anticancerígeno como uma deliciosa bebida estimulante. Se anseia por cafeína, tente chá gelado sem açúcar, que na verdade é mais excitante que café.

Comida para pensar.

Não é de admirar que todas estejamos mais pesadas, e mesmo a elite de Hollywood corra o risco de ficar maior atualmente. As porções estão descontroladas. Quando foi lançada, em 1908, a barra Hershey tinha apenas 170 gramas. Hoje pesa 230 gramas. E há 20 anos um bagel tinha 7,5 centímetros de diâmetro e 140 calorias. Hoje tem 350 calorias!

Prato azul especial.

Tudo tem a ver com controlar a porção. Eis algo que pode ajudá-la a eliminar centímetros da cintura: pratos de jantar azul de 20 centímetros de diâmetro. Estudos sugerem que esse tamanho e essa cor ajudam as pessoas a comer menos. Por quê? Azul é a cor menos apetitosa para os seres humanos. Estudos sugerem que, quando você come em um prato azul, come menos.

Ficando mentolada.

Eis outro ótimo truque de dieta fácil de usar. Coma um pedaço de alcaçuz ou uma pastilha de menta forte quando estiver com fome. Pode ser o suficiente para impedi-la de comer algo que arrasará sua dieta. Ademais, o gosto mentolado na língua anestesiará as papilas gustativas e você não terá vontade de comer.

Coma algumas castanhas antes do jantar para reduzir bastante o apetite.

OOLONG PARA RESULTADOS DURADOUROS

A comediante **Sherri Shepherd** é irresistível no programa *The View* e honesta quanto a ter problemas de peso. "Fui chamada de agradavelmente roliça. Melhor não me chamar assim", brinca Sherri. Ela recentemente perdeu alguns quilos graças ao chá Oolong, reconhecido por queimar gorduras e servido em todas as cafeterias na região de Beverly Hills. Oolong é saboroso e acelera seu metabolismo. Sherri brinca: "Claro que tomo o chá Oolong para perder alguns quilos e depois ir ao McDonald's. O Oolong não elimina um Big Mac". Droga!

É UM TESTE, APENAS UM TESTE

Adoramos um estudo recente da Field Research Corporation no qual californianos são convidados a descobrir quais itens do cardápio são de baixas calorias, pouco sal, muita gordura e altas calorias. Não se sinta mal caso seja reprovada no teste, porque 68% dos pesquisados erraram todas as perguntas. Então, pegue seu lápis número 2 e faça o teste:

1. **Qual dos itens servidos no café da manhã você acha ter menos calorias?**
    A. Omelete de presunto e cheddar
    B. Filé e ovos fritos ao estilo do interior
    C. Três torradas com margarina
    D. Três panquecas com margarina

2. **Qual dos itens você acha que tem menos sal?**
    A. Sanduíche de frango cajun
    B. Combinado clássico fajitas de filé e frango
    C. Prato de frango sem culpa
    D. Sanduíche de peru defumado

3. **Qual dos seguintes itens você acha ter mais gordura?**
    A. Lasanha tradicional
    B. Salada Caesar de frango
    C. Massa clássica com salsicha e pimenta
    D. Pizza de frango com molho *barbecue*

4. **Qual dos seguintes você acha ter mais calorias?**
    A. Dois Big Macs
    B. Dois Egg Mc Muffins
    C. Um milk-shake de chocolate grande
    D. Quatro hambúrgueres simples

Respostas: 1. (B): 464 calorias; 2. (A): 220 miligramas de sódio; 3. (B); 4. (C): 1.160 calorias.

Uma substituição. Você pode melhorar sua dieta se fizer algumas substituições simples de comidas, como as estrelas fazem.

— Em vez daquela fatia de bolo de chocolate, escolha um pedaço de chocolate amargo para matar a vontade de doces. Por quê? Porque as variedades amargas são cheias de antioxidantes e têm menos açúcar que chocolate ao leite ou bolo.

— Em vez de uma omelete com três claras, coma um ovo inteiro. Por quê? A maior parte dos nutrientes do ovo, inclusive biotina e luteína, estão na gema.

— Azeite é melhor que óleos vegetais. Por quê? Óleos vegetais, como o de milho, são mais difíceis de digerir e podem levar a inflamações.

Real, não de mentira. Não estamos falando de implantes de silicone. Estamos nos referindo a comida. Pesquisas mostram que você na verdade comerá 35% menos calorias caso escolha as coisas de verdade em vez das falsas. Em vez de uma comida artificial sem açúcar e gordura, experimente uma maçã, um pêssego ou uma pera.

Fatos gordos.
— 78% dos homens de hoje entre 45 e 54 anos de idade estão acima do peso, em comparação com 54% em 1960
— 32% são obesos, contra 13% em 1960
— 67% das mulheres entre 45 e 54 anos de idade estão acima do peso, em comparação com 49% em 1960
— 38% são obesas, contra 20% em 1960

RECHEIOS QUE NÃO DESTROEM DIETAS

Astros de Hollywood como **Mandy Moore** sabem que, no que diz respeito a sanduíches, menos não é mais. Se você evitar maionese, mas colocar um pouquinho de salada crua no sanduíche, estará acrescentando apenas mais 50 calorias. Mas uma grande colherada de salada oferece impressionantes 200 calorias. Também é bom acrescentar tomate ao sanduíche, pois ele contém licopeno, um anticancerígeno que ajuda ainda a combater problemas cardíacos. A mostarda tem apenas nove calorias. Quanto ao queijo, cheddar é melhor que provolone porque você economiza mais de 70 gramas de sal. Se quiser reduzir calorias, evitar qualquer queijo integral reduzirá seu almoço em até 100 calorias. Evite os picles, pois é como lamber um saleiro.

Você deve preferir sanduíche de peru, atum ou presunto? O peru é a melhor aposta. Presunto tem o dobro de calorias. Atum é a pior escolha, porque uma xícara de atum tem 400 calorias, mais 19 gramas de gordura. Portanto, aquele "frango do mar" que confundiu **Jessica Simpson** na verdade não é tão amigável assim.

★

Gíria de Hollywood: Dedogorda — quando você está tão acima do peso que sua carne escapa da sandália de tiras. Alguém no tapete vermelho poderia mandar veneno: "Viu os pés de Jana? Rã-rã. Ficou tão dedogorda que não pode calçar as Jimmy Choo de tiras desta temporada!"

CUIDADO COM OS CREMES

Sabemos que é tentador pensar que um belo creme de frutas — como os que **Reese** sempre parece estar bebendo enquanto foge dos *paparazzi* — é uma boa escolha alimentar, mas a verdade é que **Reese** toma pequenas porções de iogurte congelado desnatado e não entorna cremes de 500 calorias. Você precisa ouvir de alguém, então aí vai: um creme de manga e maracujá da Dunkin' Donuts tem 550 calorias, 4 gramas de gordura e impressionantes 118 gramas de carboidratos, porque tem 103 gramas de açúcar.

> ### Entreouvido em uma reunião dos Vigilantes do Peso em Beverly Hills
>
> Qual gata loura classe A e estrelinha da hora está tão preocupada com a forma que foi um passo além de não comer? Se um membro da equipe ou um colega ousa carregar um *bagel* ou mesmo um bastão de cenoura perto da srta. Coisinha Magra ela fará com que sua assistente pessoal anuncie docemente que eles e sua comida terão de se transferir para regiões mais amistosas. A frase mais usada para se livrar daqueles que andam com comida: "Ninguém come perto dela. Nada de comida! Estas são as regras". Talvez ela simplesmente não tenha a força de vontade de resistir ao cheiro de um pacote recém-aberto de Doritos!

COCO LOCO

Hilary Swank e **Kim Cattral** são apenas dois dos grandes nomes que consultam o nutricionista Oz Garcia.

Se você quiser ter um corpo como o delas, coma apenas estes lanches: iogurte desnatado, queijo trançado, castanhas, frutas e chocolate amargo 70%. O chocolate a ajudará a queimar a gordura, aumentará a massa muscular lisa, melhorará pele e cabelos, dará mais energia e contrairá seu estômago.

A NOVA PALAVRA F

Então a grande nova estrela de Hollywood não é **Scarlett, Sienna** ou **Posh**. É fibra! Segundo um recente estudo extensivo na Europa, comer alimentos ricos em fibras pode não apenas ajudar a reduzir o risco de desenvolver câncer de mama, como também ajudá-la a perder peso. O estudo sugere que mulheres antes da menopausa que ingerem pelo menos 20 gramas de fibras por dia tiveram uma redução de 50% no risco de câncer de mama. Então vá em frente e coloque Benefiber no café, chá ou água como fazem as estrelas. Ou pode simplesmente começar o dia conseguindo 20% de suas fibras diárias com cereal Kellog's All-Bran ou barrinhas All-Bran (1 barra tem 120 calorias, 2,5 gramas de gordura e 5 gramas de fibras).

DR. HOWARD MURAD

Sabemos que nenhuma das celebridades um dia teve celulite — rã-rã. Quanto ao resto de nós, mortais, que lutamos contra ela todos os dias, temos o maior dermatologista e guru dos cuidados com a pele de Los Angeles, o dr. Howard Murad. Sua seleção de pacientes famosos inclui **Robin Thicke, Renée Zellweger, Tori Spelling e Kim Cattral!**

Há algum regime especial com cuidados de pele para quem está tentando perder peso?
Além de cuidados de pele tópicos, o cuidado interno com a pele é igualmente importante, se não mais. Produtos de uso tópico afetam aproximadamente 20% da pele, a epiderme, enquanto os 80% remanescentes, a derme, é tratada por intermédio de nutrientes adequados e suplementos alimentares internos. Se você está tentando perder peso, é vital garantir que esteja ingerindo o volume certo de nutrientes para manter sua pele saudável.

Tudo o que fazemos no Murad é baseado na ciência do Cellular Water Principle, uma estratégia para manter as células saudáveis e cheias de água. Se suas células são saudáveis elas funcionam melhor e, por sua vez, queimam mais calorias. Para que as células sejam saudáveis elas precisam ter uma membrana celular forte. O ingrediente determinante é lecitina, encontrada em clara de ovo, espinafre, soja e tomate. Ácidos graxos essenciais mantêm a água nas células; entre as fontes estão peixes de água fria, azeite, nozes cruas e abacate. Antioxidantes são importantes para proteger a pele de radicais livres danosos; os exemplos são extrato de romã, extrato de semente de uva e vitamina C. Glicosamina e aminoácidos de feijões, legumes e carnes magras ajudam a fortalecer o colágeno e a elastina, também conhecido como tecido conjuntivo, para manter a pele saudável e firme.

Quais comidas específicas considera boas para uma pele saudável e brilhante?

Frutas coloridas e vegetais crus são ideais. Eles contêm nutrientes e são cheios de água estruturada, a melhor para o corpo.

Quais são os efeitos na pele do excesso de açúcar?

Açúcar refinado pode contribuir para o envelhecimento precoce.

Quais suas três melhores dicas de dieta?

Não importa a água que você bebe, mas a água que mantém. Todos acham que precisam beber oito, dez, 12 copos de água por dia para se manter magros e saudáveis, mas a maioria dessa água passa diretamente por você. Eu digo para "comer a água" por intermédio de frutas e vegetais coloridos, crus e frescos.

O que come em um dia comum para ter uma pele e um corpo saudáveis e brilhantes?

Café da manhã: um ovo com gema, já que contém lecitina, mexido com muitos vegetais ou um creme de sinforina. Almoço: peito de frango com ervas e brócolis crus ou no vapor, ou um combinado de sushi e vagem de soja. O jantar varia. Algumas vezes após viagens prefiro um prato grande de vegetais crus, como repolho vermelho, pimentões amarelos e vermelhos, couve-flor, cenoura e tomate, ou o jantar pode ser simplesmente um peixe grelhado com salada.

Fale sobre seus truques e suas dicas para a pele.
Preste atenção em sua pele. Algumas vezes está seca ou oleosa. Faça os ajustes necessários.

Uma dose de sabedoria motivacional.
Por que ter um dia ruim quando pode ter um bom? Há muitas coisas que não podemos controlar, mas nossa postura é algo sobre o que temos controle.

O que diria a um paciente para nunca tentar em nome de perder peso?
Jejum de água.

Quais os efeitos na pele das frituras? *Fast Food*? Refrigerantes?
Digo que não importa o que você come, mas o que *não* come.

COMIDA PARA UMA VIAGEM MAGRA

Estrelas como **Drew Barrymore** e **Beyoncé** passam muito tempo em aviões. Como elas fazem para viajar e permanecer em seus jeans tamanho 40? Algumas dicas:

— Embale damasco seco e amêndoas. Damasco seco com amêndoas em cima é delicioso e tem poucas calorias. Dizem que esse dínamo de 24 calorias leva as papilas gustativas a pensar que você acabou de comer um biscoito! Ei, é crocante e doce. Vale tentar.

— Água positiva. Dizem que você é o que come e pensa. Nesse caso, você é o que *bebe*! Ditados impressos nas garrafas de água Aquamantra anunciam: "Eu sou saudável". "Tenho sorte", "Sou amado", hidratando seu corpo com H_2O positiva.
— Uma garrafinha de salsa da mercearia. Reduz o inchaço quando você o salpica sobre comidas e saladas.
— Um caderninho. Toda estrela que entrevistamos diz que você tem de escrever tudo o que come.
— **Kate Bosworth** e **Molly Sims** usam brilho labial Tarte com vitaminas de Borba.
— Nunca beba álcool no avião. O ar em um jato desidrata você três vezes mais rápido que em terra, portanto beber é péssimo para sua dieta e sua pele. Você também ficará bêbada mais rapidamente.
— **Cindy Crawford** prepara lanches para viagens aéreas. Também embala pepino, cenoura, melancia, nozes e maçãs. Essas comidas são diuréticos naturais, então impedem o inchaço.

Na próxima vez que viajar, leve um saquinho de bolas de gude no avião. Ao final do voo coloque o saco sobre os pés para impedir inchaço e se permita uma massagem por acupressão instantânea.

HAMBÚRGUER DE AMEIXA

Em qualquer dieta ou plano de alimentação um hamburgerzinho tem de entrar. Mas sabia que pode fazer esse hambúrguer funcionar para você? Um grande nutricionista de Hollywood com quem falamos recomenda aos pacientes misturar ameixa na carne do hambúrguer. As ameixas podem cortar a gordura do hambúrguer em 40%, ao mesmo tempo vão deixá-la saciada. Misture umas cinco ameixas sem semente para cada 450 gramas de carne em um processador de alimentos. Você nem sequer sentirá o gosto delas.

E há a questão do hambúrguer de peru. Parece a escolha mais saudável, mas, diferentemente da carne, as aves têm muito menos umidade. Significa que, quando você grelha um hambúrguer de frango ou peru, ele se resseca rapidamente, permitindo a formação de aminas heterocíclicas. Isso pode produzir cansaço, dores nas articulações e mesmo câncer. Se preferir o hambúrguer de ave, peça legumes de acompanhamento. O repolho tem indol natural, que aumenta a produção de enzimas desintoxicantes no seu fígado e corta pela metade a absorção de amina heterocíclica!

Por falar nisso, você sempre deve colocar seu pão de hambúrguer na grelha por um segundo. O calor queima o açúcar do pão.

MORDIDAS LENTAS

Não queremos repreendê-la, mas você está mastigando rápido demais. Estudos mostram que, se você comer mais devagar — cerca de um terço do ritmo em que come agora —, ingerirá 68 calorias menos por refeição, ou quase 300 calorias menos por dia. Sim, isso significa falar, respirar ou mesmo beber água entre cada bocado. Abaixar o garfo por um segundo também faz maravilhas.

Por que isso funciona? Se você simplesmente se senta lá e engole a comida não tem nenhuma ideia do quanto está comendo. E, claro, se você é o **Lance Armstrong** dos comedores, seu garfo Speed Racer vai derrotar seu "relógio de saciedade" interno. Você continuará comendo muito depois de estar saciado. Desacelerar também evita indigestão e refluxo gástrico.

E agora a notícia realmente boa: estudos médicos recentes mostram que se você desacelerar perderá quase 7 quilos por ano. Vamos lá, isso nos faz desacelerar e sorrir só de pensar.

Eu sou como qualquer mulher que diz: "Minha bunda parece grande nesta roupa?" E se meu marido diz sim, eu penso: "Certo, ainda estou com ela".

Catherine Zeta-Jones

A VERDADE SOBRE O BAIXO TEOR DE GORDURA

Adivinhe? Se você tem uma dieta basicamente com comida de baixo teor de gordura pode estar dando uma folga ao seu coração, mas não à sua cintura. Um estudo da Universidade de Cornell revelou que as pessoas acreditam que comida com baixo teor de gordura tem 40% menos calorias do que a versão "real". Na verdade, a maioria das comidas de baixo teor de gordura tem apenas entre 10%

e 30% menos calorias. E, para manter a comida com um gosto bom, muitos fabricantes substituem a gordura por adoçantes, como o xarope de milho, que engorda muito.

E eis uma notícia realmente ruim: a maioria das pessoas que comem alimentos com baixo teor de gordura consome 50% mais do produto, pensando: "Tem baixo teor de gordura. Posso comer e ainda me parecer com **Jessica Biel**". Errado.

O que você pode fazer? Estude cuidadosamente o rótulo e descubra quantos gramas de carboidratos e açúcares há em um produto — mesmo um de baixos teores de gordura. Achamos melhor consumir uma porção menor do produto de verdade. Assim você não se sente privada — além disso, sabe que é algo de qualidade e não vai comer demais.

Você adora canja de galinha? Não compre pronta. Faça! Pegue peito de frango, uma panela grande de água, dois tabletes de caldo de galinha e cozinhe junto, retirando a gordura que se forma na superfície. Depois que toda a gordura tiver sido retirada, acrescente três xícaras de cenoura e três xícaras de aipo. É uma deliciosa receita de canja de galinha com pouca gordura e muito boa.

Gíria de Hollywood: Clivagem axilar — aquele monte de gordura que fica pendurado perto da axila quando você usa um vestido, camiseta ou sutiã justo demais.

★ CAPÍTULO 3 ★

Como ter um traseiro como o de Beyoncé
Programas de exercícios que funcionam

Ouvi dizer que eles o pesam quando é preso. Então nunca serei presa. Não conseguiria suportar essa pressão.

KATHY GRIFFIN

OS GLÚTEOS DE JENNIFER LOPES

O *personal trainer* de Nova York Juris Kupris sabe como você pode levantar o traseiro e parecer bonita fazendo isso. É chamado de avanço cortês. "Você leva uma perna para trás, como se estivesse fazendo uma reverência, e flexiona a perna de trás até o chão", diz Kupris. Levante do chão o calcanhar enquanto abaixa o joelho até estar a poucos centímetros do chão, sentindo uma queimação no glúteo da perna da frente. Depois levante-se com o calcanhar da perna de apoio (dianteira). "Isso realmente trabalha a área dos glúteos", diz Kupris. Um alerta: cuidado caso tenha problemas nos joelhos.

ABSOLUTAMENTE ALBA

Achamos que *O quarteto fantástico* devia ser rebatizado de *O corpo fantástico*. A exuberante classe A **Jessica Alba** diz que malhar para um superfilme de ação não é muito diferente do que faz diariamente para manter suas formas fabulosas.

Quanto aos seus próprios exercícios, alega que não é tão difícil quanto se poderia imaginar. "Quando me dedico realmente, malho de três a quatro dias por semana. Na academia, faço dez minutos de aeróbica, depois um pouco de peso e mais dez outros minutos de aeróbica e um pouco de peso.

"Só isso. Na verdade, não passo horas na academia porque odeio e fico entediada. Eu me sinto um hamster correndo na esteira tempo demais."

Como **Jessica** combate a depressão da esteira? "Como todo mundo. Ouço música e vejo TV. Leio revistas e converso com as amigas. Basicamente faço qualquer coisa para esquecer que estou ali", diz.

Ela ri e admite que quando não consegue encarar a academia foge para o ar livre. "Realmente adoro caminhar, que é um bom descanso da esteira", diz.

Quanto a dicas de dieta, Alba admite: "Não faço dieta. *Nenhuma*. Apenas tento me manter afastada de conservantes e alimentos geneticamente modificados. Como o máximo possível de comida fresca".

Esqueça as dietas da moda. "Nunca segui nenhuma dieta maluca. Fui vegetariana quando criança", diz Alba.

"Foi só uma escolha. Quando fiz a série *Dark angel* eu seguia uma dieta rígida porque precisava ganhar músculos. Era obrigada a comer muita proteína por causa da série, o que era difícil, pois tinha de comer muito para ganhar um pouco de corpo, algo de que realmente não gostava. Eu só malhava, comia e dormia. Não recomendo isso a ninguém!"

OS SEGREDOS DE RIHANNA

A cantora de 19 anos **Rihanna** tem um corpo impressionante. Seu segredo não é malhar para poder aparecer na capa da *US Weekly*. "Tem a ver com comer de forma saudável e ir à academia para se sentir bem. Funciona melhor se você pensar assim, e não como se estivesse tentando perder peso. Não pense que está tentando ser magricela." (Que filosofia refrescante da parte de uma adolescente de Hollywood!)

Ela se concentra em aeróbica e pesos com o treinador três vezes por semana. Sua dieta inclui vegetais, clara de ovo e frutas no lanche, além de água, água, água. "Os carboidratos são o inimigo", insiste.

Caminhe certo

Uma caminhada diária reduz quilos com tanta eficácia quanto uma corrida diária. Segundo um estudo da Universidade Duke, adultos que caminharam 20 quilômetros (ou de duas a três horas) por semana durante oito meses perderam o mesmo peso que corredores fazendo um exercício comparativamente igual.

O PLANO NÃO-CIRCUNFÊRENCIA DE GRIFFIN

Não temos como dizer o quanto amamos a comediante **Kathy Griffin** ou seu programa *My life on the D-list*. Kathy tem parecido ainda mais esbelta esta temporada, então perguntamos como ela consegue isso enquanto apresenta uma premiação de filmes pornô gays e faz comédia em pé na cadeia — tão classe D! Griffin nos contou que é um combinado que funciona com ela. "O verdadeiro segredo é que malho muito. Eu me obrigo a sempre encontrar tempo para fazer alguma coisa. Mesmo na estrada, me forço a calçar os tênis e dar uma longa caminhada ou andar por uma cidade nova. É divertido, e você realmente conhece uma cidade a pé.

"A outra coisa que faço quando estou em casa é sempre ligar para uma amiga e dizer: 'Vamos dar uma caminhada em dez minutos. Vamos sair e andar alguns minutos'. A verdade é que caminhamos duas horas seguidas. Quando você está com uma amiga normalmente tem tanto sobre o que conversar que simplesmente continua andando. Não tem erro."

Kathy diz que tem de seguir o plano. "Nunca fui naturalmente magra", queixa-se. "Fico doente com estrelas que dizem: 'Ah, posso comer o que quiser, e é a coisa mais estranha. Eu jamais ganho peso'. Ei! Converse comigo daqui a dez anos, srta. **Christina Aguilera**!" (Nós adoramos você, Kathy, sempre será classe A para nós!)

JACKIE KELLER

Instrutora de nutrição e bem-estar, educadora e especialista em culinária, **Jackie Keller** é um grande nome em Hollywood. Como fundadora e criadora da NutriFit, ela entrega refeições personalizadas frescas para muitas celebridades, entre elas **Angelina Jolie, Uma Thurman, Reese Witherspoon, Charlize Theron, Penelope Cruz, Susan Sarandon, Hilary Duff e Jake Gyllenhaal**.

Uma observação de Kym: Jackie me convidou para conhecer as instalações da cozinha onde eram preparadas as refeições para os ricos e famosos. O cheiro me convidava a devorar tudo. Havia figos orgânicos recém-picados, peixes bem temperados perfeitamente preparados.

O que me fez gostar mais de Jackie foi que depois ela entrou na sala de reuniões com um prato cheio de biscoitos de amêndoas frios com chocolate amargo. Só depois de devorar alguns comecei a entrevista.

Quais suas três melhores dicas de dieta?
Um, tornar a comida sua amiga. A maioria de nós pensa nela como inimiga. (A comida nos engorda!) Quem tem sucesso na dieta muda essa visão e faz amizade com comidas favoráveis. Dois, coma bem para perder. Não há nenhuma fruta ou vegetal que possa feri-la. Sempre que puder, pegue algo dessa categoria — pelo menos cinco vezes por dia. Três, dê adeus à manteiga, bacon e pão branco.

Quais suas melhores dicas de exercício?
Descubra algo fisicamente exigente para fazer todo dia. Tente decidir de manhã, ao escovar os dentes. Assim terá tempo suficiente para arrumar suas coisas.
Inclua treinamento de força pelo menos três vezes por semana. Treine os dois lados do corpo; não temos de parecer bem apenas de frente. Peça a um especialista que monte um programa.
Invista em tênis bons que sejam adequados para a atividade. São o único equipamento que você precisa usar (a não ser em ioga).

Qual o grande erro que a maioria das pessoas comete ao começar um novo programa para perder peso?
Elas param de comer e reduzem de forma drástica o consumo em geral. Como Susan Sarandon me disse: "Não tem a ver com comer menos, tem a ver com comer certo".

O que você faz quando acha que precisa perder alguns quilos?
Quando adolescente sofri de anorexia por cerca de um ano, e embora isso tenha sido há tanto tempo esses demônios ainda me assombram.
O que fazer? Corte algumas coisas a mais. No meu caso é minha taça de vinho. E aumente a atividade se puder. É minha saúde mental.

O que você come em um dia normal?
Pelo menos cinco porções de frutas, cinco porções de vegetais, em geral duas porções de grãos e duas porções de proteína magra. E um pouquinho de algo de chocolate.

Há alguma comida que você acha que faz mal a uma dieta? Alguns especialistas, por exemplo, dizem não a refrigerantes *diet*, alguns dizem não a todos os açúcares. Qual sua filosofia?
Para a maioria das pessoas, praticamente tudo pode se encaixar em um programa de refeições saudáveis, desde que com responsabilidade. Mas muitas pessoas são sensíveis a certos gatilhos alimentares, e é importante compreender isso. A primeira tarefa é definir metas razoáveis, depois identificar os obstáculos que podem se colocar no caminho de atingir essas metas.

Fale sobre seu programa pessoal de exercício.
Treino com dois *personal trainers* diferentes (dependendo do dia da semana), de segunda a sexta. No sábado tento dar uma caminhada pelas colinas da região. Aos domingos (que para mim também são dias úteis), faço uma caminhada de 6 quilômetros (intervalo de uma hora do trabalho). Malho de domingo a sexta, e faço de duas a três horas na manhã de sábado, então realmente sigo religiosamente meu cronograma de exercícios (uma hora por dia).

Ofereça um pouco de sabedoria motivacional para os dias em que não queremos ir à academia.
O estado de sua vida é um reflexo do estado de sua saúde. Comer e se exercitar corretamente melhorarão ambas!

Qual a dica mais absurda de dieta ou exercício que já ouviu? Acha que funciona ou é sem sentido?
A dieta do biscoito: comer um biscoito com muitas fibras em vez de fazer refeições. Isso funciona (tempora-

riamente) porque você sobrevive a qualquer coisa por um breve tempo.

O que você diria a um cliente para nunca tentar em nome de perder peso?

Evitar totalmente os carboidratos é realmente insalubre e impede seu corpo de produzir a energia de que necessita para passar o dia.

O que você sempre diz a um cliente para incluir em seu planejamento?

Frutas e vegetais. Sempre.

Qual dica comprovada você conhece que é um pouco fora do comum?

Salsa realmente reduz o inchaço, assim como aspargos, folhas de dente-de-leão, aipo, melancia, agrião e suco de limão. Tome pelo menos duas xícaras de chá verde todo dia, e eu também recomendo chili picante para eliminar o excesso de água — comidas muito temperadas obrigam nosso corpo a se livrar da água em excesso. Sugiro uma caneca de sopa de vegetais clara com pouco sódio antes de cada refeição. Tome primeiramente a sopa, espere 15 minutos e depois faça a refeição. Também se preocupe em ter uma salada de folhas verdes.

O que faria se tivesse apenas duas ou três semanas antes de um grande evento para se fortalecer ou perder um quilinho?

Eliminaria todas as bebidas carbonatadas, chicletes, doces duros e qualquer coisa contendo sorbitol ou adoçantes artificiais. Comeria cinco porções diárias de aipo, agrião, folhas de dente-de-leão, pepino e melancia. Evitaria completamente comida industrializada. Reduza suas poções de carboidratos com amido (batata, massa, arroz integral ou selvagem, cereais integrais e outros cereais) para ½ xícara (cozida) três vezes por dia, coma pelo menos cinco porções de peixe por semana. Evite alimentos que produzem gás, como feijão, repolho, brócolis e couve-flor (apenas em cima da hora). Nada de álcool.

Qual dica você dá aos clientes que não têm força de vontade para dizer não?
Permita-se uma transgressão por semana. Planeje e administre, ou isso irá sabotá-la.

Sou uma garota com curvas (...) Curvas são melhores. Não gosto dessa coisa completamente reta. Não é bom para seu coração; não é bom para sua cabeça.

JESSICA SIMPSON

O SALDO DE ROSARIO

Rosario Dawson se preocupa com o saldo. Não estamos falando aqui de sua conta corrente, mas do lixo no porta-malas. "Tenho praticado ioga e *spinning*. Não apenas é ótimo estar me sentindo forte, como meu traseiro está parecendo muito menor atualmente", diz a atriz.

"Ah, meu traseiro é algo com que me preocupo", diz Rosario. "Na estreia de *Rent* alguém disse: 'Rosario tem a melhor bunda de toda a rua 14 naquele filme'. Minha mãe estava ao meu lado e disse: 'Querida, eles estão falando de VOCÊ?'"

BB: O que você faz para parecer tão fantástica?
Dawson: Durmo com uma máscara especial à noite. Brincadeira. A verdade é que realmente cuido muito bem dos meus cabeleireiros e maquiadores, porque sou um fracasso completo nisso. E quando estou em Los Angeles faço uma coisa chamada Yaz. É ioga e depois *spinning*, e é ótimo. Também ando de bicicleta. Tenho a sorte de ser muito flexível no que diz respeito ao meu corpo. Então adoro fazer ioga mesmo não tendo feito exercício há muito tempo. O *spinning* ajuda a ganhar musculatura — especialmente você sabe onde.

A LONGA E ESGUIA NIA

Você não consegue virar a cabeça mais rápido do que a atriz **Nia Long** enquanto caminha rapidamente pelos corredores do Hotel Four Seasons. Magra e exuberante, ela não adota um discurso sobre como faz aeróbica duas vezes por dia. Em vez disso nos diz que de vez em quando é um fardo para ela malhar. "Não tenho tempo suficiente para mim mesma", lamenta. "Estou sempre correndo o dia todo."

Nia encontrou uma solução que diz funcionar para ela. "É uma combinação de exercício e encontro com amigas. Basicamente significa que uma grande amiga e eu começamos a fazer caminhadas de 11 quilômetros juntas dia sim, dia não. "É ótimo, porque com crianças é difícil para nós ter tempo para ficarmos juntas e conversar", diz Nia. "Então nos encontramos em um parque perto de casa, tomamos um café na Starbucks antes e depois andamos nossos 11 quilômetros. Depois é hora de apanhar as crianças novamente. Mas o ótimo é que estivemos juntas e nos exercitamos — um bom exercício, em que motivamos uma à outra. (...) É uma ligação entre meninas, e 11 quilômetros são coisa séria", diz.

Nia acrescenta que esse exercício aeróbico é fundamental para seu programa de preparo físico. "Posso levantar peso o dia inteiro, mas é a aeróbica que me mantém magra. Basicamente fazemos os 11 quilômetros em uma hora e quarenta e cinco minutos, que é o ritmo de que preciso para queimar calorias." Ela diz que não tem desculpa. "Caminhamos mesmo que esteja chovendo. Colocamos um chapéu, uma capa e saímos."

Como elas mantêm o ritmo? "Andamos rápido alguns minutos, depois corremos, depois vamos um pouco mais devagar. Uma de nós se anima e diz 'vamos correr' se sentimos que está lento demais. Se alguma estiver realmente sem fôlego pode mandar reduzir ou parar. É só respeitar a outra pessoa. Ninguém está lá para impressionar a outra."

Nia diz que esse treinamento intercalado também ajuda a perder peso. "Você acelera e reduz. Queima mais quando faz assim. Sobe e desce", diz.

Claro que há outro segredo. "Quando realmente chove muito e estamos lá há tempo suficiente, desistimos e paramos para tomar um café", diz, rindo.

Não conseguimos resistir e pedimos uma dica barata de beleza depois do exercício. "Uso vapor todo dia. Você pode criar vapor no chuveiro ou se vaporizar levando uma tigela ao rosto. Isso realmente ajuda muito, porque você se livra de toda sujeira e todas as impurezas." E tem mais. "Também gosto de manter lenços para remoção de maquiagem no carro. Você vai para uma reunião de negócios toda maquiada. Mas a caminho de casa eu retiro a base. Isso deixa seu rosto menos maquiado. Então, quando chego em casa lavo o rosto. Se você tirar parte no carro com os lenços, evita esperar até o final de cada dia para lavar o rosto depois que seus poros ficaram tampados durante 12 horas. Isso realmente salva seu rosto."

COMO VOCÊ RESOLVE O PROBLEMA, MARIA?

Maria Menounos aguenta voar por todo o país como repórter do *Access Hollywood* e do programa *Today*. Mas aguenta sua própria rotina de abdominais? "Quando quero saber como estão meus abdominais, peço a alguém que me soque de leve no estômago. Sem brincadeira. Faço abdominais o tempo todo e tenho um abdômen de aço. Sei que estou bem quando o soquinho não dói — e nunca dói nada", diz, rindo. "Eu também tenho riso solto, o que é bom, porque enrijece os músculos do estômago."

Maria conta que aproveita todos os momentos para malhar. "Eu sempre uso as escadas — não importando onde estou ou com qual sapato. Estou chegando a um estágio em que farei elevação de panturrilha."

Também diz que o banho é um bom exercício. "Faço agachamentos no banho. Experimente. Realmente funciona, porque você está fazendo exercícios de chão todo dia." Uma última dica: "No carro, esteja sempre contraindo o abdômen e depois o traseiro. Estará fazendo flexões e trabalhando os glúteos enquanto presa no trânsito, que é um ótimo modo de transformar algo negativo como o trânsito em algo positivo".

MESTRE DO EXERCÍCIO

É difícil acompanhar Teddy Bass, o treinador de celebridades de Hollywood do momento. Ele exercita **Demi Moore, Cameron Dias** e **Lucy Liu**, para citar apenas algumas. Sua filosofia: As melhores coisas vêm em pequenos pacotes — diamantes, dinamite...
Eis algumas das melhores dicas de exercícios de Teddy.

— É melhor se exercitar pela manhã.

— Os braços são a parte do corpo na qual você deve se concentrar mais quando vai se exercitar antes de um evento. Normalmente são a parte mais visível do corpo quando uma mulher usa roupas de festa, principalmente no verão.

— Quando estiver viajando, leve dois alteres leves, de cerca de 700 gramas, para se exercitar.

— A má notícia: Teddy e vários outros treinadores de elite nos dizem que, se você realmente quer parecer ótima em um grande evento, tem de malhar seis dias por semana. Não, isso não é um erro de impressão nem um pesadelo.

MAIS QUE UM AGACHAMENTO

Muitas mulheres que estão satisfeitas com seu corpo têm enviado e-mails para a *Men's Health*, agradecendo à revista por uma matéria recente sobre um exercício que tem um estranho efeito colateral. "Um de nossos especialistas em preparo físico, Alwyn Cosgrove, descreveu o agachamento com uma só perna", diz o editor-chefe da *Men's Health*, Dave Zinczenko. É autoexplicativo: agache-se usando uma perna (e tome cuidado para não cair).

A PARR COM UM GRANDE TREINADOR

Nós adoramos o treinador de celebridades Rob Parr, que dá algumas grandes dicas para ficar em perfeita forma. Rob diz para nunca fazer o mesmo exercício dois dias seguidos e que variar mantém você motivada.

Algumas outras dicas?

— Um exercício eficaz precisa durar pelo menos uma hora. A receita perfeita tem 30 minutos de aeróbica, 20 minutos de treinamento de força e dez minutos de alongamento.

— Faça exercícios com um parceiro comprometido a entrar em forma, porque mesmo uma pequena

competição é uma grande forma de continuar motivada.
— Não deixe seu exercício de barriga para o final, pois pode começar a temer por ele. Em vez disso, use um pouco do tempo de recuperação entre os exercícios de braços e pernas para fazer alguns abdominais. Isso também manterá os batimentos cardíacos acelerados.
— Uma dica de alimentação é prestar atenção nos molhos. Use molho de tomate ou mostarda em vez de molhos cremosos.

VALERIE WATERS

Valerie Waters é a grande *personal trainer* de Hollywood. Dezessete anos de experiência deixando celebridades em forma para importantes pastéis no cinema — ou melhor, *papéis*; desculpem, não conseguimos parar de pensar em comida. Eventos, fotos para revistas e cerimônias de premiação deram a Valerie o posto de principal *personal trainer* de Los Angeles, alguém que consegue produzir resultados rápidos.

As estrelas convocam Valerie porque ela é a grande solucionadora de problemas de preparo físico. No caso das mulheres, ela busca corpos atléticos, elegantes e tonificados, mas ainda femininos. Nos homens, evita excesso de massa muscular, favorecendo uma aparência firme e magra. Mas é sua ligação natural com as pessoas que realmente faz com que se destaque. O forte de Valerie é sua capacidade de traduzir as emoções, positivas ou negativas, de uma pessoa em um programa personalizado, fazendo da experiência do cliente uma transformação mental, além de física.

Valerie também projeta e constrói academias domésticas, mantendo, desse modo, os clientes equipados para permanecer em forma em casa ou nos estúdios. Uma academia de ginástica móvel para os grandes nomes de Hollywood, o Muscle Truck tem sido usado em longas-metragens como *Uma mente brilhante*, *Virando o jogo* e *Uma saída de mestre*.

Quais suas três melhores dicas de dieta?

Prepare antes. Isso significa que você não deve supor que conseguirá seus lanches saudáveis onde quer que esteja. Digo a meus clientes famosos que levem uma bolsa térmica com comida saudável.

Sempre coma um pouco de proteína no café da manhã. Você consegue equilibrar e sustentar seu nível de açúcar no sangue quando come proteína com carboidratos.

Limite os carboidratos de amido. Ao ingerir carboidratos, escolha grãos integrais, aveia e outros alimentos não industrializados.

Quais suas três melhores dicas de exercícios?

O segredo é consistência. Sempre digo a amigos e clientes que meia hora na academia vários dias por semana é melhor do que duas horas na academia uma vez por semana.

Acredito piamente em *circuit training*. É a forma mais eficaz de queimar calorias e acelerar seu metabolismo com exercícios com pesos.

O que você faz quando acha que precisa perder alguns quilos?
Eu me aferro ao meu programa de alimentação e exercícios. Analiso o que tenho comido e corto amidos e açúcares. Também estudo meus exercícios e vejo se posso aumentar a intensidade. Isso pode significar mais repetições ou aumentar o peso que estou usando. Quero criar um desafio.

O que você come no dia a dia?
Normalmente faço três refeições e cinco lanches por dia. Café da manhã: Quase sempre tomo 1/3 de xícara de Eggology (clara de ovo líquida) misturada com vegetais (cogumelo, espinafre, pimentão etc.). Também como uma torrada de grãos integrais. Lanche da manhã: Normalmente um iogurte desnatado com frutas silvestres ou queijo *cottage* com abacaxi. Almoço: normalmente um *wrap* de peru sem maionese ou uma salada com frango. Lanche da tarde: um punhado de passas ou amêndoas. Jantar: adoro sushi. Também gosto de peixe grelhado com vegetais ou frango grelhado em leito de rúcula.

Como é seu programa pessoal de exercícios?
Sempre faço circuito de pesos completo três vezes por semana. Para o aeróbico, de 30 a 45 minutos de atividades de quatro a cinco vezes por semana. Tento variar os exer-

cícios aeróbicos entre elíptica, *spinning* e escada. Também faço um ou dois dias de ioga por semana.

Ofereça uma sabedoria motivacional para os dias em que não queremos ir à academia.
Você deveria dizer a si mesma: "Estou a um exercício para estar mais bem disposta". Nem sempre o exercício diz respeito a conseguir o melhor corpo. Ele também a ajuda emocionalmente. Sair de casa é metade da batalha, então quando você estiver na academia aproveitará e gostará de ter ido.

Quem você acha que tem o melhor corpo em Hollywood, e por quê?
O veredicto é **Jeniffer Garner** tem o melhor corpo de Hollywood porque é de verdade e ela tem de lutar por ele. Come direito e se exercita seriamente cerca de quatro vezes por semana.

Qual dica comprovada você conhece que é um pouco fora do comum?
Água quente com limão em jejum pela manhã faz bem para o fígado. Parece ajudar um pouco minha digestão. O que mais funciona para ajudar a reduzir o peso é cortar carboidratos com amido à noite.

O que você manda suas clientes famosas fazerem antes de pisar no tapete vermelho?
O pouco tempo para colocar uma celebridade em forma para um grande acontecimento é algo que acontece

comigo com frequência. Algumas dicas rápidas para perder alguns quilos são eliminar da dieta carboidratos com amido, tirar a comida de lanchonete de casa e aproveitar melhor o tempo de exercício com *circuit training* e *interval training*.

Quais celebridades você treinou ou ajudou?

Trabalhei com algumas das maiores beldades de Hollywood, como **Jennifer Garner, Cindy Crawford, Jessica Biel, Poppy Montgomery, Jessica Capshaw, Kim Raver, Kate Beckinsale** e **Kerry Washington**.

A ÚLTIMA ENGENHOCA DE HOLLYWOOD

Em LaLa Land sempre tem de haver a última coisa nova. Não queira Deus que já tenha cinco minutos ou mais alguém terá ouvido falar. Então, apresentamos o Gyrotonics, a última moda em modelagem física. De **Gwyneth Paltrow** a **Madonna**, as estrelas usam polias acionadas com os pés e as mãos e faixas resistentes para operar esse aparelho, que parece mais uma máquina de tortura que um aparelho de exercícios. O Gyrotonics combina ioga, tai chi e natação. Fortalece os músculos e é gentil com as articulações.

Vá em frente, salte!

É a técnica de exercícios mais fácil e barata de Hollywood. Compre uma corda de pular. Há uma nova corda digital que oferece um exercício para o corpo inteiro que queima calorias, tonifica os músculos e torna a atividade divertida. Um computador na corda de pular conta os saltos por você e calcula as calorias queimadas. É um ótimo meio de ficar em forma, e é portátil.

Pequenos trampolins também são um grande modo de perder peso assistindo à TV.

A PISCADELA DO BUMBUM

Então, você está naquela charmosa viagem de avião de nove horas para a locação em Londres do novo filme de **Sienna Miller** e descobre que seu bumbum está dormente. A solução é simples: a piscadela do bumbum. Não apenas acorda seu traseiro como ao mesmo tempo o tonifica.

Para dar a piscadela do bumbum, apenas contraia uma nádega, sustente, depois contraia a outra.

Outros exercícios em avião

— Gire os tornozelos várias vezes nas duas direções, repetindo com frequência durante o voo.

— Coloque o tornozelo direito sobre o joelho esquerdo, com o joelho direito para o lado, e incline os quadris para a frente. É um alongamento para a bunda.

— Gire o tronco e olhe para o vizinho. Sustente alguns segundos, depois gire e olhe para o outro vizinho.

UMA QUEIMA EXTRA

O spa do Mandarin Oriental Hotel de Nova York, onde **George Clooney** e **Brad Pitt** ficaram, tem uma grande sugestão de como queimar algumas calorias extras durante um exercício. Antes de começar, respire fundo. Depois encolha o abdômen sem erguer o peito. Continue a respirar. Tente encolher ainda mais o abdômen. Comece a andar. Relaxe o abdômen após contrações de cinco segundos. Quando tiver terminado de andar e precisar de algum prazer, que tal uma ótima bebida carregada de antioxidantes para depois dos exercícios? Ela fará com que você pareça ótima e sinta-se ainda melhor.

Água fresca
2 xícaras de água
¼ de manga descascada fatiada
¾ de papaia descascada fatiada
Suco de meio limão
Gelo

Misture tudo. (É delicioso!)

Reduza seus exercícios pela metade e reduza seu peso.
Se você quer maximizar seus exercícios e poupar algum tempo, experimente esta dica da nutricionista Cheryl Zielke: "O exercício acelera o metabolismo, então, se você dividir seu programa em uma sessão matinal e outra vespertina, terá dois piques metabólicos durante o dia, o que aumentará sua energia".

CORRA, QUERIDA, CORRA

Sempre fica pensando em como as estrelas correm horas seguidas em torno de Hollywood Hills enquanto você não aguenta 20 minutos de esteira em sua casa com ar condicionado? Caso queira aumentar sua corrida diária — interna ou ao ar livre — de 20 para 40 minutos, tem de entrar em outro modo de treinamento. O técnico de corrida Jason Karp diz que o primeiro passo é se preocupar em variar as distâncias percorridas a cada vez. Você pode correr 3 quilômetros na segunda-feira, apenas 1 e meio na quarta e 5 na sexta. A cada semana sua meta é aumentar cada corrida em cinco ou dez minutos. Você fará cinco minutos sem sequer perceber, e antes que se dê conta sua quilometragem estará aumentando.

LESLIE MALTZ, DO BACKYARD BOOTCAMP

Uma observação de Leslie: "Minha clientela é composta principalmente de atletas e altos executivos de empresas e do setor de entretenimento (e alguns cônjuges de celebridades). Preservo a privacidade de meus clientes e não os cito pelo nome. Treino atletas sérios e pessoas que levam a sério ter a melhor forma física de sua vida".

Quais suas três melhores dicas de dieta?

Quando o garçom coloca pão na mesa eu imediatamente (sem hesitar ou pensar) viro meu copo de água inteiro nele.

Jogue fora sua balança. A melhor balança é uma ótima calça jeans cara na qual você *quer* entrar. Quando entrar, atingiu sua meta.

Não se prive 100% do tempo. Coma de modo perfeito e limpo durante seis dias, e no sétimo dia desfrute daquilo de que mais sentiu falta durante a semana. Depois volte aos trilhos no dia seguinte. Se você se privar o tempo todo, certamente fracassará. Eu escolho as noites de sexta-feira. Depois, no sábado, volto à academia.

Quais suas três melhores dicas de exercícios?

Corra ou ande acelerado com um amigo. Não tente correr 5 quilômetros sozinha se não gosta de correr. Simplesmente irá parar e sair frustrada. Mas se for se exercitar acompanhada de algum amigo, você tem a chance de terminar a distância com uma sensação de realização.

Faça aeróbica depois da musculação. A queima do açúcar aumenta automaticamente nos primeiros 15 a 20 minutos de qualquer tipo de exercício — aeróbico ou anaeróbico. A queima de gordura é algo que só acontece no exercício aeróbico, depois que o açúcar foi usado como energia para a primeira parte do exercício. Assim, se você queimar todo o seu açúcar fazendo peso antes, começará imediatamente a queimar gorduras quando subir na esteira. Use bem seu tempo na academia!

Quer braços torneados? Levante pesos. Você não vai terminar como Arnold Schwarzenegger se levantar halteres de 4 quilos e meio. Mas terá de fazer pelo menos de dez a 15 repetições (três vezes) de um peso "leve" para conseguir braços esculpidos. Então, não tenha medo do peso.

Qual é o erro que as pessoas mais cometem ao começar um novo programa de redução de peso?

Não comem adequadamente. Acham que sem comer perderão peso. Na verdade é exatamente o contrário. Quanto mais você come, mais perde. Tem a ver com alimentar sua fornalha interna, acelerar seu metabolismo e fazer com que funcione com mais eficiência. O que faz a diferença é o *que* você come.

O que faz quando acha que precisa perder alguns quilos?

Eu tenho meus dias "gordos"... Os dias em que escolho comer limpo, realmente limpo. Nada de iogurte gelado, nada de refrigerante *diet*, nada de café. Normalmente é inchaço causado por transgressões de fim de semana, como vinho, batata frita e guacamole, além de café da manhã tardio. E faço longas caminhadas se não estiver me sentindo melhor.

O que você come em um dia normal?

Café da manhã: Aveia com óleo de linhaça, proteína de soro do leite e manteiga de amendoim. Lanche: barra de proteína pura. Almoço: peito de frango, arroz integral/ cevada, brócolis no vapor. Lanche: iogurte gelado (pouco carboidrato). Jantar: salmão (grelhado), aspargos, salada verde com pimentão e molho leve de balsâmico. Lanche: maçã fatiada.

Como é seu programa pessoal de exercícios?

Faço pelo menos três sessões de corrida por semana, uma em terreno plano e duas trilhas. Não preciso ir rápido, mas quero ter certeza de suar e usar as subidas para fazer força e trabalho de pernas. Na academia eu tenho uma rotina que tento seguir duas vezes por semana. Tronco, barra, tríceps, bíceps e costas. Uso um bambolê pesado (2 quilos e meio) para abdominais. Também tenho algumas atividades que contribuem para minha forma física — malabarismo com fogo e ioga. Também faço "dança zen" uma vez por mês.

Uma dica de sabedoria motivacional para os dias em que não queremos ir à academia.

Escute seu corpo. Se você realmente não consegue ir à academia, descubra por quê. Chegou ao limite? Está esgotada? Tem se "sobre-exercitado"? São perguntas muito importantes a fazer, porque, se a resposta a qualquer delas for sim, você definitivamente deve ficar em casa e descansar. O excesso de exercícios é a maior causa de contusões em esportes, portanto você sempre deve escutar seu corpo. Mas se o motivo pelo qual você não quer ir é estar entediada com o exercício, não gostar da academia ou algum outro, talvez seja hora de mudar de exercício.

Qual a dica de dieta ou exercício mais absurda que já ouviu? Acha que funciona ou não faz sentido?

Já vi de tudo. Lembro-me especialmente de uma... E, sim, não faz sentido! Aquela que exige que você coma uma mistura de pimenta chili, suco de limão e xarope de bordo o dia inteiro durante duas semanas. Passo mal só de pensar nisso. Não consigo imaginar como me sentiria após duas semanas bebendo isso.

O que você diria para um cliente nunca experimentar em nome de perder peso? E o que você sempre fala para um cliente incorporar ao seu programa?

Digo a todos os meus clientes que dietas malucas não passam disso — maluquice. Elas não duram, e você se cansa delas rapidamente. Tento ensinar a meus clientes que comer nunca deve ser uma "dieta", mas um "modo de vida". Oriento aos meus clientes como ter uma dieta limpa e consciente, para se sentir melhor, ter mais energia e, com sorte, viver mais. Nunca defendo cirurgia para redução de peso. Contudo, vi casos (extremos) em que isso era necessário para a saúde do indivíduo. Mas, se a pessoa houvesse sido ensinada desde cedo a comer, a cirurgia poderia nunca ter sido necessária.

Algo que toda casa deveria ter: soro de chocolate e/ou proteína em pó.

Quem você acha que tem o melhor corpo em Hollywood, e por quê?

Isso é fácil. *Matthew McConaughey*, sem dúvida! Ele realmente cuida do físico, e fica claro. Surfe, natação, corrida, pesos — faz de tudo e com dedicação. Os frutos são não apenas para ele, mas também para todas as mulheres, que podem apreciá-lo!

Que dica comprovada você conhece que é um pouco fora do padrão?

Um saco grande de pipoca corresponde a sete Big Macs. Então leve sua própria pipoca sem gordura para o cinema!

Se tivesse apenas duas ou três semanas antes de um grande evento para se fortalecer ou perder alguns quilos, o que faria?

Cortar todo o açúcar, laticínios e trigo. *Nada de álcool*. Beber pelo menos oito a dez copos de água por dia e fazer de quatro a cinco sessões de 45 minutos de aeróbica por semana. Levantamento de peso pelo menos duas vezes por semana.

CHERRY OH

Você está tentando perder o peso depois do parto e se parece com a estilista **Katie Holmes** ou a mãe da Terra **Gwyneth Paltrow**. Estamos orgulhosas por você passar muito tempo na academia, na esteira ou na turma de Pilates. Mas, quando você vai para casa, senta-se para respirar e imediatamente se ergue e diz... Ooooouuuuu.

Dores musculares são um dos efeitos colaterais do tempo na academia, mas agora temos um modo de aliviar a dor da mesma forma que as estrelas e os atletas. Um treinador de primeira linha nos diz que o suco de cereja é a solução. Não estamos falando daquela coisa adocicada para crianças. Você precisa comprar suco de cereja orgânica 100% puro e beber 230 gramas ou uma xícara quando sentir dor. Um estudo da Universidade de Vermont revelou que os elementos antioxidantes e anti-inflamatórios do suco de cereja reduzem a dor muscular e o tempo de recuperação depois dos exercícios. O suco tem apenas 130 calorias por porção e pode ser contado como duas frutas em sua dieta diária. Beba com gelo moído.

Finalmente tive de admitir que não estava apenas retendo água, estava retendo rosquinhas.

De *Lose it for life for teens*, de
Stephen Arterburn e Ginger Garrett

> ### Entreouvido em uma reunião dos Vigilantes do Peso em Beverly Hills:
>
> Qual famosa jovem atriz de Hollywood jura que por ter poros maiores sua pele e seu corpo absorvem mais comida? Para perder peso ela tem feito mais tratamentos faciais e de pele para lidar com o tamanho de seus poros. A ciência jura que não tem ideia de sobre o que ela está falando.

★ CAPÍTULO 4 ★

Corpos sensuais

Exercício

> Sou naturalmente magra. Para me manter em forma na verdade como cheesebúrgueres e batata frita — esta é a minha dieta.
>
> JASLENE GONZALEZ, vencedora do *America's Next Top Model* em 2006 (Nós a odiamos!)

A guru da aeróbica do *pole dancing* Sheila Kelley está tentando convencer Cindy de que ela pode girar seu corpo ao redor de um poste sobre saltos agulha de 10 centímetros. Ah, Sheila! Você obviamente não sabe que Cindy não consegue subir na maioria dos elevadores dos elegantes prédios de apartamentos de Steve Madden sem entrar em pânico, menor ainda enrolar o corpo em um poste sobre salto agulha.

Sheila, cujos exercícios foram recomendados por **Teri Hatcher, Kate Hudson** e **Lindsay Lohan**, ignora as preocupações de Cindy e diz que poderia botá-la para perder centímetros e fazer *pole dancing* em minutos — após uma rápida avaliação de seu S Factor para determinar em que nível de dança Cindy está no momento. (Isso soa ainda mais difícil que vestibular! Por falar nisso, Sheila, há um nível menos um?)

Mas estávamos intrigadas com seu exercício S Factor, que no momento conquista o país. Sim, há alguns detratores, como uma amiga de Cindy de New Jersey, Joyce, que diz: "Diga a Sheila que não vou instalar um poste em minha casa, mas tenho um varal velho entre dois postes no quintal. Fica um pouco frio em Jersey no inverno". De Cindy para Joyce: "Meu Deus, não enrosque sua perna nele. Sua coxa irá congelar como a daquele garoto em *Um conto de Natal*. Como você irá explicar isso ao belo bombeiro que irá resgatá-la?"

Sheila conta que não diz respeito a fazer *strip-tease*, mas a perder suas inibições e dançar.

Cindy: Sheila, honestamente, o mais impressionante nessa coisa de *pole dancing* é você fazer de salto alto. Não é perigoso?

Sheila: Você poderia fazer esse exercício calçando Doc Martens. Mas algo tem de ser dito sobre colocar saltos altos e girar ao redor de um poste. As mulheres devem concordar, pois tenho 100 professoras e oito casas, com outras dez planejadas para este ano. Comecei esse movimento há oito anos e dou aulas do nível sete, que é o mais difícil. Tem tudo a ver com postura. O mais impressionante é que este exercício é projetado para qualquer corpo feminino. Nós dizemos: "Mostre seu corpo e descobriremos a voz para ele".

Cindy: Meu corpo tem a voz da destruição. Como a de Darth Vader.

Sheila: Diz respeito a ser feminina com F maiúsculo e usar aquilo que Deus lhe deu, incluindo suas pernas e coxas, e o modo como elas se curvam. Tudo na mulher é delicioso. Tem a ver com nos expressarmos pelas curvas. (...) E se você tem alguns quilos a mais, seu corpo descobrirá o peso que deveria ter. Não aceito essa baboseira da mídia de que toda mulher deve ser um palito de dentes. É uma mensagem horrível que estamos passando para nossas filhas. Veja os distúrbios alimentares. Adivinhe por quê? Minhas aulas são sobre se sentir positiva, bonita. São sobre o fortalecimento sensual do corpo feminino.

Cindy: Sheila, não há no mundo episódios suficientes de *Oprah* para que eu chegue lá... Mas não vamos lá. Ficarei com machucados nas pernas por causa do poste? Já tenho problemas suficientes.

Sheila: Não, você vai malhar, secar e esticar. Verá músculos. Se você simplesmente permitir que a integridade do seu corpo faça o trabalho, não terá o que temer. Não precisa ter extrema coordenação. Apenas acompanhe o ritmo e sinta seu poder.

Cindy: Se começar a fazer *pole dancing* poderei queimar minha esteira?

Sheila: Odeio esteira. Morro de tédio com esteiras. Nunca entrei para uma academia porque aquilo não funciona comigo. A única coisa que funciona comigo é estar ao ar livre. Gosto de dançar, me movimentar e voar ao redor do poste.

Cindy: Como a *pole dancing* modifica seu corpo?

Sheila: Eu nunca tive a forma de uma ampulheta. Nunca tive curvas. Era quadrada. Este exercício S Factor criou curvas femininas, o que foi excitante. Agora tenho cintura, braços compridos e magros, braços e ombros fortes. Sou uma usina de força, uma máquina enxuta. Minhas coxas são fortes. Sou enxuta. Tenho dois filhos e é realmente bom saltar da cama, e não rolar para fora dela.

Cindy: Você já odiou seu corpo?

Sheila: Está brincando? Eu odiava meu bumbum e minha barriga. Hoje adoro minha barriga. Acima de tudo, encontrei meu corpo de verdade.

Cindy: E quanto a realmente fazer *strip-tease*?

Sheila: Veja, você veste o que quiser. Se quiser usar saltos, pode usar saltos — mesmo baixos. Se não quiser saltos, não use. Se não quiser se reduzir a um top ou um sutiã esportivo, não faça. Muitas pessoas vêm de suéter e camisa e acabam de camiseta ou top. Se quiser acabar de sutiã, tudo bem para mim. Não vamos abaixo disso.

Cindy: Posso vestir meu sobretudo de inverno em Chicago e tirar apenas isso?

Sheila: Vi algumas pessoas vestirem três parkas no primeiro nível e tirá-las. Para elas isso foi fortalecimento.

Cindy: E como na sede do Black Book nós queremos cobrir tudo, exatamente o que isso fará pela nossa vida sexual? Kym quer saber, e eu vou me casar em alguns meses...

Sheila: Garota, isso vai dar força a você no quarto. É como dizer: "Olha, meu corpo se contorce assim e assim". Eu recebo flores de homens e cartas dizendo: "Obrigado, obrigado, obrigado. Íamos nos divorciar e minha esposa fez sua aula".

Cindy: Então por que ainda estou nervosa?

Sheila: Não há espelhos na sala. A luz é fraca. Diz respeito a você consigo mesma. Você pode odiar seu corpo ou amar seu corpo. Eu prefiro dizer: "Meu corpo é meu dom. Não vou agredi-lo".

Quais suas três melhores dicas de dieta?

Como para meu corpo de mulher. Tudo o que faço é por ser mulher. Tenho necessidades diferentes daquelas do meu marido. Preciso de algo que me acalme quando na TPM. Eu me preocupo em colocar comida limpa, orgânica no meu corpo. Estou condicionada a não desejar coisas de que meu corpo não gosta.

O que você come em um dia normal?

Tomo uma bebida anti-inflamatória para um problema que tenho. Adoro. É meu café da manhã, tem toneladas de vitaminas. Como frutas frescas à tarde, atum ou salada de frango. Não como muito carboidrato porque isso me faz sentir pesada. Adoro vegetais, frutas e peixe e como carne orgânica quando sinto falta de carne. Toda nossa cultura diz respeito a comer. Mas não faz sentido comer se você não estiver com fome. Simplesmente peça um chá e converse se não precisa comer. Lembre-se, a sensação de leveza faz bem.

Uma dica de sabedoria motivacional para os dias em que não queremos ir à academia.

Você deveria ser uma obra de arte. Que dedicação extraordinária seria necessária para criar a obra de arte que você é. Também pare de se agredir. Um passo de cada vez.

Quem você acha que tem o melhor corpo em Hollywood, e por quê?

Rosie O'Donnell ou **Ellen DeGeneres**. Elas vivem plenamente em seu corpo, sem pedir desculpas. Não acho legal se torturar. Para mim o melhor corpo de Hollywood é aquele que vive plenamente. Chega de dietas, cabeleireiros, preocupação demais. Simplesmente se apaixone por seu corpo, proteja-o e ame-o.

Obrigada, Sheila. Vou pegar meus saltos e contar ao meu noivo sobre você!

RECUPERANDO A FORMA DEPOIS DO BEBÊ

Existe uma mãe saudável em Hollywood. Quase toda quarta-feira Kym vê **Jennifer Garner** de chinelos, jeans e camiseta empurrando o bebê Violet no carrinho pelo mercado dos produtores de Santa Mônica, em busca dos produtos locais orgânicos mais frescos.

Ninguém parece mais magra ou mais naturalmente exuberante do que Jennifer, que costumava interpretar uma espiã de TV em *Alias* e admitiu a Cindy que levou algum tempo para perder o peso ganho na gravidez.

"O que me ajudou foi não sentir a pressão de ter de perder todo aquele peso em cinco minutos", diz Jennifer. "Levei seis meses para perder peso. Usei esse tempo para ser mãe e brincar com minha filha."

"Eu me livrei de bagels e *croissants*. Nada de *waffles*. Saladas com proteína voltaram a fazer parte de minha vida. Sabia que ainda teria um pouco de chocolate todo dia. Na verdade, comi um há alguns minutos.

"O importante é que você não pode forçar a barra", diz ela. "Não posso fazer dietas radicais. Sei que depois irei ganhar mais. Ademais, você não quer ser o tempo todo essa mãe exausta que não come."

Quanto a exercícios, Jennifer diz que fez uma brincadeira mental consigo mesma. "Sou igual a todo mundo no sentido de que não quero subir na esteira e correr durante 45 minutos. Então fiz uma brincadeirinha mental quanto estava tentando perder o peso da gravidez. Eu dizia: 'Certo, você vai andar na esteira apenas dez minutos. Após dez minutos você pode parar' — e dez minutos não são nada. Não são tempo nenhum.

"O engraçado é que depois dos dez minutos eu sempre queria mais dez minutos, que levavam a outros dez minutos. É uma ótima forma de se enganar para fazer aeróbica."

ALICIA NO PAÍS DAS MARAVILHAS

Ela passou por um período ruim em Hollywood quando foi rejeitada por ter barriga e coxas que não eram palitos. **Alicia Silverstone**, uma adoradora de animais, não apenas perdeu peso como se tornou vegetariana. Alicia diz que esse é o segredo para o emagrecimento duradouro. "Juro, é muito fácil. Se você quer perder peso, basta se concentrar na sua saúde. Não precisa ter uma mentalidade de dieta se comer alimentos saudáveis baseados em plantas.

"Acredite, eu era a garota que costumava comer chocolate e pizza. Não é que isso aumente o peso. Apenas não é saudável. Os pais também deveriam parar e pensar: vocês realmente querem seus filhos comendo hambúrguer e batata frita? Isso parece um bom planejamento alimentar?"

Alicia diz que sua vida e sua beleza mudaram quando se tornou vegetariana. "Meus cabelos ficaram mais brilhantes e minha pele de repente se tornou radiante sem nenhum esforço. Mesmo o branco dos meus olhos ficou mais branco. Você só precisa comer grãos integrais e alimentos à base de plantas. Ou conversar com seu médico sobre uma dieta vegetariana simples. Se comer assim não tem como ser gorda. Há uma alegria associada a isso.

"Acredite, é muito melhor do que estar sempre de dieta", diz ela.

Que tal algumas dicas para seus amigos vegetarianos — ou qualquer um interessado em adicionar vegetais à sua vida? "Honestamente, vocês deveriam adicionar mais couve e mais beterraba à sua dieta. Veja minha pele. Faz maravilhas", promete ela.

DICAS LASCIVAS DE DIETA

Você tem um jantar romântico com o novo sr. Maravilha. Mãos e pés estão impecáveis e você vestiu uma *lingerie* para não deixar marcas. Tem até mesmo o vestidinho preto perfeito.

As celebridades sabem exatamente onde comer para garantir uma noite sensual. Sim, há comidas que a ciência comprova fazer com que você se sinta sensual. **Kelly Ripa** diz que nunca faz uma grande refeição no jantar. "Não me sinto sensual quando estou com o estômago cheio, inchado e estufado", diz ela, mãe de três filhos com um casamento feliz.

Os cientistas concordam. Comidas normalmente associadas a refeições românticas, como filé, batata e sobremesas doces e cremosas na verdade *diminuem* a libido! A nutricionista Amy Hendel diz que comidas altamente calóricas obrigam o estômago e o coração a fazer hora extra e não deixam oxigênio suficiente para estimular o cérebro e o desejo sexual.

O que comer para manter a libido em alta.

— Coquetel de camarão: frutos do mar contêm zinco, um mineral relacionado ao estímulo sexual.

— Salada de folhas escuras: o ferro nas folhas dá resistência às mulheres.

— Salmão grelhado com um molho picante: sacia sem engordar.

— Pera cozida com molho de chocolate: esta sobremesa libera endorfinas, que dão um pique de energia.

MIYOKO FUJIMORI

Miyoko é autora de *The housewife's guide to the practical striptease* e uma das maiores especialistas dos Estados Unidos em como melhorar sua vida amorosa. Ex-dançarina de TV, a bela Miyoko de cabelos negros está prestes a lançar seu segundo livro sobre como apimentar sua vida amorosa. Quando não está em excursão pelo país, dando palestras, educando e orientando mulheres e casais de todas as idades, formas e tamanhos, Miyoko — casada e mãe de dois filhos — vive no sul da Califórnia.

Quais suas três melhores dicas de dieta?

Fique nua. Você tem de ser sincera em relação ao seu corpo e suas expectativas. Nós nos escondemos atrás de nossas roupas e nos esquecemos de verdadeiramente amar e respeitar o corpo sob elas.

Quais suas três melhores dicas de exercícios?

Faça direito! O que quer esteja fazendo para exercitar o corpo precisa ser feito da forma correta. É impressionante quantas mulheres enganam em uma aula de *kickboxing*! Apenas dizer que foi não torna isso eficaz. Você precisa esticar os braços e as pernas inteiramente enquanto faz os movimentos para conseguir todos os benefícios do exercício. O mesmo vale para o *striptease*. Concentre-se em cada movimento antes de passar para o seguinte, respire. É a dedicação que realmente gera resultados!

Qual o erro que a maioria das pessoas comete ao iniciar um novo programa de perda de peso?
Mergulhar no programa e não continuar nele. Nada funciona melhor que consistência.

O que você faz quando sente que precisa perder alguns quilos?
Fico nua e danço. Aprender a se amar como é a inspira a tratar seu corpo bem. Exercício e refeições saudáveis é tratar bem o corpo.

O que você come em um dia comum?
Acordo toda manhã com um coquetel de café e leite de soja. (Dois terços soja, um terço café.) Adoro iogurte e granola, ou queijo *cottage* e frutas. Proteínas são importantes para mim, de leguminosas ou carnes.

Acha que há alimentos que prejudicam uma dieta? Qual sua posição?
Não faço dieta. Mas eu *como bem*. Como alimentos que fazem com que me sinta bem e me dão energia. Adoro folhas. Sei que isso é estranho, mas assim que você livra seu corpo do lixo aprende a comer o que seu corpo precisa. Assim nunca "machuca" ou parece ruim se entregar a sorvetes e biscoitos de vez em quando. O segredo é moderação, como em tudo.

Fale sobre seu programa de exercícios pessoal.
Pole dancing! É preciso fazer ioga pelo menos uma vez por semana! Reservar tempo para parar, respirar e alongar reduz o efeito do estresse.

Uma dica de sabedoria motivacional para os dias em que não queremos ir à academia.
Faça uma caminhada. Pegue o cachorro, o iPod e saia, mesmo que por 15 minutos. Transforme seu bem-estar em prioridade.

Qual a dica de dieta ou exercício mais absurda que já ouviu?
Meus amigos estavam bebendo um coquetel de limão, xarope de bordo e pimenta caiena para limpar o corpo. Sou a favor de limpar o corpo de toxinas, mas fiquei assustada quando vi que as pessoas na verdade não estavam comendo comida. Não podia funcionar! Ouvi dizer que as limpezas funcionam, mas podem ser danosas para as bactérias boas do seu corpo.

O que você diria para uma cliente nunca experimentar em nome de perder peso?
Não sou grande defensora de cirurgias. Acho que, embora possa ser bom a curto prazo, os efeitos a longo prazo podem não ser tão satisfatórios.

Quem você acha que tem o melhor corpo em Hollywood, e por quê?
Salma Hayek. Ela sempre parece saudável, mas macia e feminina.

Dica rápida

Desista de tentar parecer perfeita nua para seu homem. Sabia que 43% dos homens acham mais excitante quando você veste algo durante o sexo do que quando está nua?

★ **Gíria de Hollywood:** Vestida na Spanx — quando seu vestido é tão justo e colado que parece ter sido comprado na Spanx. Isso não é bom.

★ CAPÍTULO 5 ★

Como perder bumbum quando você tem mais de 40

Você tem de movê-lo ou perdê-lo.

Vanessa Williams

Se eu faço exercícios? Tenho um filho de 7 anos, um de 2 anos e um de 11 meses!

Sharon Stone sobre levantamento de peso

ADORAMOS O PLANO DE LUCY

Lucy Liu nos disse que abandonou os pesos e se livrou da esteira, preferindo se alongar três vezes por dia e fazer pequenas sessões de Pilates. "Acho que as mulheres ficam fortes demais com pesos, e a esteira é muito chata. Esticar os músculos os alonga e com o tempo todo o seu corpo muda para melhor", diz a mulher que tem o corpo de uma menina de 20 anos.

A ESCOLHA DE MERYL

Meryl Streep diz que o diabo a obrigou.

O diabo a obrigou a abaixar aquele pedaço de pão e a recusar uma bela taça de Merlot no jantar. Chame isso de Dieta Prada.

Merryl tinha de parecer magra e má para interpretar a fria editora de uma revista de moda.

"Eu tinha de entrar em todas aquelas roupas de alta--costura para *O diabo veste Prada*, então fiz uma pequena dieta", confidencia o ícone das telas, que ainda está elegante de calças pretas e suéter branco.

"A verdade é que eu levara a extremos meu personagem da terapeuta maternal no *Terapia do amor* do ano anterior, então tinha de mudar de forma para começar *O diabo veste Prada*."

Alguma dica?

"Bem, empurre aquela garrafa de vinho para longe depois da primeira taça. Foi o que fiz para *Prada*", diz Merryl com uma risada.

Bem, eu sempre tento malhar quando posso. Não tenho um programa amarrado. Apenas me esforço para tentar fazer alguma coisa todo dia. Acho que consistência é o segredo. Simplesmente saia e faça uma caminhada. Passe meia hora na esteira. Apenas calce os tênis e vá.

Uma Thurman

LONGE E AMPLO

Todos concordam que não há uma mágica para ajudá--la a perder aqueles centímetros ou quilos rapidamente quando já passou dos 40. Mas ouvimos que, em uma emergência, um creme firmador com cafeína irá reduzir o aspecto da celulite. Massageie o creme nas coxas e no bumbum diariamente para estimular a circulação e ajudá-la a parecer melhor a olho nu. Experimente o creme para celulite Bliss Love Handler, o Murad Body Firming Cream ou o Body/Corps, da empresa Sundari, da supermodelo **Christy Turlington**. Ou o que for recomendado por sua esteticista.

> **Gíria de Hollywood:** Lixótimo — comida que continua a ter um gosto bom se você a jogar fora e depois a retirar do lixo. Por exemplo: "Eu joguei fora aqueles *brownies* depois de comer apenas um, mas depois me dei conta de que era desperdiçar comida. Sim, eles estavam um pouco perto demais das espinhas do peixe que comemos na noite passada, mas ainda assim comi outro *brownie* e estava lixótimo". Em um episódio de *Sex and the city*, Miranda come bolo de chocolate tirado do lixo.

ÍCONE DA BELEZA: JACLYN SMITH

Aqueles cabelos castanhos brilhantes. Aquelas maçãs do rosto como pistas de esqui. O simples fato de que ela foi uma das panteras originais. **Jaclyn Smith** é uma beleza atemporal que ainda hipnotiza.

Pedimos a um dos nossos ícones da beleza preferidos suas dicas de boa forma, e ao mesmo tempo não resistimos a descobrir alguns novos truques de beleza. Elegante e confiante, Jaclyn aceitou o caso imediatamente.

Você tem uma aparência fantástica de um modo que parece sem esforço. Vamos começar com seu corte de cabelo em camadas, que nunca saiu de moda. Por que tantas de nós lutam para descobrir nosso estilo quando você basicamente manteve o mesmo por décadas e ele é perfeito?

Jaclyn: Você precisa descobrir seu estilo pessoal, e ele não sairá de moda. Quando você escolhe um corte, ele precisa ser compatível com seus traços, seu estilo de vida e sua personalidade. Copiar algo de uma revista não é bom. Você não pode folhear a *Vogue*, ver uma modelo de 1,80 metro que veste tamanho 36 e copiar sua aparência. Não vai funcionar se seu tamanho for 46. Em relação a cabelo, acho que um grande corte precisa ser ativo e ter movimento. Tenha a certeza de que ele não fica apenas pendurado ali, parecendo morto.

Você já passou por uma fase desajeitada?

Jaclyn: É engraçado, porque eu adoro cabelos compridos, e quando adolescente fui bailarina. Então prendia os cabelos e fazia um coque. Cortei meu cabelo bem curto, achando que funcionaria, mas não me sentia eu mesma. Minha mãe gostou. Mas sua mãe gosta de qualquer coisa em você, sem motivo. Meu cabelo curto não foi uma grande fase.

Qual dica de beleza você pode partilhar?

Jaclyn: Eu nunca pintei os cabelos. Nunca! Minha filha passou uma tintura preta nos cabelos e aquilo acabou comigo. Depois deixou mais claro e hoje é uma purista como eu e quer sua cor natural. Não apenas é o modo mais simples, como a tintura estraga seus cabelos, e é algo que exige manutenção. Não sou contra fazer algo que melhore. Mas pense nisso. Meus cabelos parecem brilhantes assim porque nunca os pintei.

Embora possamos pedir suas dicas de beleza até o final dos tempos, temos de nos concentrar em forma física e dieta. Como você mantém esse corpo fabuloso há décadas?

Jaclyn: Faço Pilates e exercícios aeróbicos alguns dias da semana. Realmente acho que os exercícios aeróbicos são muito importantes. Sobrevivi a um câncer de mama, e aeróbica pelo menos quatro dias por semana reduz o risco de câncer. Além disso, faz com que me sinta bem. Deixa leve minha cabeça. Depois o Pilates trabalha minha região média, e não tenho problemas nas costas. Sendo ex-dançarina, tenho receio de exercícios com pesos. Mas acho que, à medida que você envelhece, se exercitar em uma mesa de Pilates é melhor, já que não está forçando joelhos e quadris.

Quais os exercícios aeróbicos que você faz?
Jaclyn: Faço esteira ou corro no parque perto da minha casa. Estou sempre tentando mudanças. Adoro correr com meus cães e depois monto na bicicleta. Ouço falar que correr não é bom para os quadris, então as pessoas deveriam ter cuidado. O segredo é se manter ativa. Estou sempre me movendo, o que me mantém jovem e me sentindo ótima.

Um dia veremos você devorando algo em seu restaurante preferido?
Jaclyn: Você me verá devorando uma pizza ou um hambúrguer! Um *sundae hot fudge* não é para mim. Na maior parte do tempo tento comer alimentos orgânicos sem hormônios. Mas faço a festa com um hambúrguer. Não bebo nem fumo. Então, me deixem comer uma pizza ou um hambúrguer de vez em quando!

E quanto aos cuidados com a pele?
Jaclyn: É muito simples. Eu realmente acredito em hidratação. Lavo o rosto de manhã com um belo sabonete para pele seca e talvez faça uma máscara uma vez por semana. Não passo no rosto produtos com muita química. Compro coisas especiais para meu tipo de pele, com um dermatologista. Estou pensando até em criar minha própria linha de cuidados de pele. Tenho uma filosofia que quero transmitir, porque, como disse, sou uma purista. O segredo

é simplicidade. Conheça seu tipo de pele. Então lave e hidrate com o menor volume de química possível.

Vai um franguinho aí?

Segundo **Beyoncé** e **Jennifer Lopes**, tomar água é um poderoso supressor do apetite, mas, se água é tediosa demais para você, experimente tomar caldo de legumes ou frango. Aqueça um quarto de cada vez, e estará saciada com apenas 20 calorias.

EVITE BATATA FRITA — E O HAMBÚRGUER, POR FALAR NISSO

Salma Hayek tem um conselho para aquelas que querem perder peso — e **Jaclyn Smith** não vai gostar! Implica abandonar todos aqueles bolos de carne etc. "Eu realmente ganhei peso no papel que interpretei em um filme de época chamado *Pergunte ao pó*", nos conta a exuberante Salma. "Ganhei uns 5 quilos. Sentia que uma mulher e uma garçonete nos anos 1930 teria carne sobre os ossos. Havia terminado o filme *Ladrão de diamantes*, no qual estava muito mais magra, então decidi relaxar." Eis como você ganha peso: "Eles tinham o melhor lugar de hambúrgueres onde filmamos na África do Sul. Eu me entupi de hambúrguer e batata frita. Era muuuuito bom". O filme, agora em vídeo, também tem como astro o adorável **Colin Farrell**, e uma curiosidade: "Colin teve de perder peso para o papel. Consegue imaginar um filme em que a mulher pode ganhar peso e o homem perde? Isso é evolução!", diz Salma.

JOAN ALLEN, SUPERMULHER

Matt Damon precisa tomar cuidado nos filmes *Bourne* porque **Joan Allen**, interpretando aquela encarregada pelo governo para encontrá-lo, parece ser capaz de correr 15 quilômetros sem parar. A magra perfeita nascida em Chicago diz: "Eu me exercito muito. Costumava ir à academia seis dias por semana. Hoje vou dia sim, dia não".

Como Joan mantém seu perfeito corpo pós-40? "Malho nos aparelhos de 30 a 40 minutos. Depois faço peso. É uma combinação das duas coisas, e sei que se não fizesse isso minha aparência seria diferente. Provavelmente seria uns 10 quilos mais pesada".

"Gostaria que fosse mágica", diz Joan, suspirando. "Mas ter boa aparência depende de trabalho duro, assim como tudo o mais que vale a pena. Tenho ótimos genes, mas à medida que você envelhece, mesmo com ótimos genes, seu metabolismo muda.

"Eu costumava simplesmente reduzir a comida dois dias e perdia mais de 2 quilos. Isso já não funciona!", reclama ela, antes de rir: "Hoje tenho de ir à academia".

SIM, VIRGINIA, VOCÊ PODE COLOCAR AQUELE VESTIDO COLANTE

Virginia Madsen diz que para ela ir à academia não é apenas um modo de relaxar. Também é atualmente seu programa de cuidados com a pele. "Odeio dizer isso a vocês, senhoras, mas conheço o motivo pelo qual vocês decidicamente devem ir à academia quando não sentem vontade. Façam exercícios aeróbicos e todo o suor significa que seus poros se abriram e você se livrou das toxinas." Virginia acrescenta: "Desde que comecei a fazer mais aeróbica, minha pele está melhor que nunca, porque estou me limpando o tempo todo".

Virginia diz que aeróbica também a faz parecer ótima e evita o temido Botox. "Nada de Botox. Lembre-se, são músculos, então você não pode ficar congelando-os com Botox, ou ficarão flácidos. Quando você faz um congelamento isso envelhece os músculos. Em vez disso você tem de exercitar os músculos do rosto. Tem de limpar seu corpo. Essa é a fonte da juventude", diz ela.

COMIDA PARA PENSAR

A lenda do telejornalismo **Barbara Walters** sempre teve uma aparência invejável, e durante um episódio de *The view* explicou como suas amigas também permaneceram em forma. "Minhas amigas nunca recusaram comida. Elas aceitam a comida. Brincam com ela, reviram e dão algumas garfadas. Outra coisa que elas fazem é misturar a comida. Você pega o frango, o aspargo e o arroz, mistura e dá algumas garfadas. É por isso que essas senhoras são tão magras." Barbara acrescenta: "Tenho duas amigas que vestem 34". Compreendemos sua dor.

COMER PARA PERDER

Estamos todas cansadas das complicadas medições de porções que foram populares nos anos 1980, mas um novo truque para perder peso chamado volumetria chamou nossa atenção e hoje é um dos favoritos de antigas lendas do cinema que ainda são bonitas. Não tem a ver com controle de porções, tem a ver com comer muito dos alimentos certos. Um estudo da Universidade Estadual da Pensilvânia revelou que mulheres obesas que comem alimentos com pouca gordura mas de alta densidade (especialmente alimentos com grande volume de água), como frutas, sopas de legumes, carne magra e laticínios, estavam ganhando o jogo da perda de peso, mesmo comendo 25% mais alimentos saudáveis por peso que as mulheres do grupo de controle, que cortaram as calorias. Passe o minestrone, por favor, e use uma concha enorme!

> *Entreouvido em uma reunião dos Vigilantes do Peso em Beverly Hills:*
>
> Qual grande ícone da canção que fez carreira afirmando odiar a própria testa mudou de ideia? Ela está de bem com a cabeça diferente, mas, como todos no mundo do entretenimento, certamente despreza pelo menos uma parte do seu corpo. Hoje ela diz que são suas coxas quase inexistentes que a deixam com insônia, embora aquelas coxas pareçam não tocar uma na outra em mais de uma década. Diferentemente do caso da testa, essa estrela pode contratar pessoas para colocar essa parte problemática em forma para a próxima estação.

VOVÓ ESTAVA CERTA

Você nunca encontrará ninguém em Hollywood como **Demi Moore** ou **Sharon Stone** conversando sobre como se mantém equilibradas e em forma para entregas de prêmios comendo... Ahn... Certo, vamos dizer: as nada glamourosas ameixas secas. Segundo um dos mais afamados profissionais de medicina chinesa de Hollywood e uma autoridade no combate ao envelhecimento, o dr. Maoshing Ni, a boa e antiquada ameixa que sua avó comia diariamente ainda é uma das melhores formas de facilitar a evacuação e impedir barriga inchada antes de sua grande noite. O Departamento de Agricultura dos Estados Unidos diz que as ameixas secas também têm a maior capacidade de absorção de radicais livres. Passas, oxicoco e amoras também têm uma alta pontuação. Vejamos: custa muito pouco, deixa sua barriga lisa e ajuda a prevenir rugas. A nós parece bastante glamouroso!

ESPECIALISTA BB: JODIE FISHER

Jodie Fisher é uma espetacular loura exuberante que estrelou a série da NBC *Age of love*. Foi uma das mais de 40 candidatas a namorar um ex-tenista profissional solteirão de 30 anos de idade. O programa mostrou essa quarentona arrasando as meninas de 20 anos em aparência, personalidade e corpo.

Jodie é uma apresentadora de TV, atriz e produtora de 46 anos de idade. Também é mãe solteira de um menino de 9 anos. Tínhamos de descobrir como ela parece tão fabulosa e continua a ser uma capa da revista *Perfect 10* com um corpo tamanho 36.

Quais suas três melhores dicas de dieta?
A primeira coisa que faço todas as manhãs é tomar uma grande garrafa de água de 1 litro. Sei que para mim água é a bebida da felicidade. Quanto mais água bebo durante o dia, mais feliz e saudável me sinto. Pareço oscilar menos emocionalmente — fico equilibrada — quando estou bem hidratada. Depois — e essa não é a coisa mais saudável que faço, mas certamente é divertido —, meu modo preferido de continuar magra é tomar um espresso duplo com gelo da Starbucks toda manhã! Isso me dá muita energia — mental e física — e parece impedir que sinta fome. Normalmente combino isso com uma barra de aveia com oxicoco. E então — o que é mais um hábito de vida — adoro fazer pequenos lanches durante o dia para não ficar com fome demais. Por exemplo: como algumas fatias de maçã verde.

Qual a diferença que viu no corpo das meninas de 20 anos comparado com o das de quarenta e tantos no programa?
Sabe, minha avó de 92 anos de idade tem um ótimo ponto de vista — ela *não vê diferença* e acha que somos todas jovens! Vejo basicamente uma diferença na firmeza da pele. As garotas de 20 anos do programa têm uma pele impressionante. A coisa interessante é: alguma de nós valoriza os tesouros que temos com 20 e poucos anos?

Tenho certeza de que eu não! Eu era meio insegura e bastante infeliz. Tem de haver um elemento de aceitação de nosso corpo à medida que envelhecemos, que deriva de se sentir bem por dentro. Isso remete ao fator felicidade. Quanto mais feliz estou, melhor pareço! E faço muito diariamente para deliberada e diligentemente sentir alegria, me concentrar na alegria e expressar essa alegria. Gosto de mim mais que nunca. E acho que é por isso que rapazes mais novos se sentem atraídos por mim.

Como você se mantém em forma?
Adoro viver cada momento! Estou limpa e sóbria há 19 anos, e realmente me preocupo em ter consciência daquilo que coloco dentro do meu corpo. Se estou comendo algo, não me "desconcentro" da comida. Aprecio cada mordida. Permanecendo consciente posso escutar meu corpo e saber quando estou satisfeita. Ouço os recados do meu corpo. Resultado: simplesmente não como demais. Se acho que estou ficando um pouco "macia na região abdominal", aumento a ingestão de água. Se você for à minha casa quase nunca me verá sentada. Fico de pé mesmo ao computador. Então, estou sempre me mexendo!

Quais suas melhores dicas de exercícios?
Fui conquistada pela malhação por causa do fator felicidade! Meu filho de 9 anos, Jack, também adora! Jack gosta de se exercitar por causa do meu exemplo, e acho que esse é um dos melhores presentes que podemos dar aos nossos filhos. Colocar aqueles corpinhos para se mexer! E meu modo preferido de malhar: *dança*! Adoro

dançar em boates. Danço em casa sozinha com música; danço com meu filho. É uma explosão, e ótimo.

O que você faz quando acha que precisa perder alguns quilos?
Bem, sempre há aquela época do mês em que me sinto meio inchada. Tento aceitar isso e não valorizar demais. Não me peso quase nunca, por uma razão: não tenho balança em casa. Eu me guio por como minhas roupas caem, não me concentrando no meu peso real. De vez em quando pulo o jantar — não regularmente —, apenas como algo extradordinário quando estou me sentindo realmente inchada. Em vez disso bebo muita água.

O que você come em um dia comum?
Café da manhã: espresso duplo da Starbucks em lata com gelo, barra de aveia com oxicoco. Almoço: sanduíche de atum no pão de trigo com picles e uma Coca. (Algumas vezes corto um pedacinho do sanduíche e dou ao meu cachorro antes de começar, para não comer inteiro, e nunca sinto falta daquele pedacinho!) Jantar: peito de frango magro, arroz à espanhola, feijão rajado. Tento jantar cedo, por volta das 7 da noite. Durmo melhor e acordo com a barriga lisa.

Como é seu programa de exercícios?
Disse a meu filho que se até o final de agosto de 2007 ele me derrotasse em uma corrida eu pagaria a ele 1 milhão de dólares. Ficou muito motivado, e está se aproximando! Então, estamos correndo muito — *sprints* de velocidade,

corrida de fundo. Adoro tudo. Não sei onde arrumar 1 milhão de dólares se ele vencer a aposta, mas vou me preocupar com isso mais tarde.

Ofereça um pouco de sabedoria motivacional para mulheres acima dos 30 que desejam continuar parecendo bem.

Podemos todas dizer a nós mesmas "estou gorda", "estou acima do peso" ou fazer outras declarações autodepreciativas. Quando me pego me sentindo assim, imediatamente mudo e digo: "Sou uma atleta magra em boa forma". Isso pode parecer tolo, mas juro que funciona. É uma das coisas mais importantes que faço por mim, porque disse tantas vezes ao longo dos anos que acredito! Mesmo que inicialmente pareça mentira, descubra aquilo, aquela frase engraçadinha que funciona com você e repita para si mesma quando afundar na terra do "estou gorda".

Qual a dica mais absurda de dieta ou exercício que você já ouviu?

Bem, eu adoro as novas aulas de *dancing pole* de *strippers*, o S Factor, e mal posso esperar para experimentar! Deve ser um exercício fantástico, e parece muito divertido! Quem sabe essas habilidades possam ser úteis em um papel na TV ou no cinema.

Qual dica para perda ou manutenção de peso foge um pouco ao convencional?

Eu adoro o velho unguento Preparation H para inchaço sob os olhos, já experimentei e funciona! E uma invenção minha — adoro mascar chicletes Altoids quando me sinto inchada. Por alguma razão estranha ele me faz arrotar, e então me sinto melhor. Vale alguma coisa?

O que você fez para se preparar para *Age of love*? Você sempre pareceu tão bonita, em forma e elegante.

Considerando-se que aquele velho garoto mau, a televisão, aumenta cerca de 2 quilos e meio, tinha plena consciência do fato de que precisava estar um pouco mais para esquelética para parecer "normal" na TV. Então, sem nenhum pudor, deixei de jantar talvez quatro ou cinco noites antes de começarmos a gravar. Não recomendo isso, mas é verdade. Também éramos filmadas 24 horas por dia — certamente enquanto comíamos —, portanto tentei comer bananas, lanches leves, e não muito, enquanto estava no programa! Sabia que provavelmente colocaria um biquíni e, que medo, isso foi incentivo bastante para que comesse muito pouco!

O que você faria se tivesse apenas duas ou três semanas antes de um grande evento para se fortalecer ou perder algum peso?

Acho que a forma saudável de ganhar tônus e perder peso é dobrar sua aeróbica e a ingestão de água. A parte da água provavelmente é mais fácil para mim. Tenho de me lembrar o tempo todo, então o que faço é colocar "alarmes" no meu celular e no computador para ouvir um "bip" e me lembrar de me manter concentrada nas metas diárias.

Como você se sente quando está na TV com mulheres mais novas? Você se compara com elas?

Eu *adoro* a maioria das meninas mais jovens do programa! São bonitas e têm muita disposição. Fiquei amiga de Adelaide Dawson, que é absolutamente exuberante! Não me comparo com elas porque não há comparação. Somos todas diferentes e únicas. Quero ficar junto a alguma delas sob luzes brilhantes... Ahn... Na verdade não... Não. Mas fiz isso. E sobrevivi. E fiz uma amizade. O que é melhor que isso?

QUANTO AS ESTRELAS PESAM

Quando pensamos que já tínhamos visto de tudo, agora é possível pisar em sua celebridade preferida toda manhã e gostar disso. Sim, há um novo produto chamado Celebrity Weighing Scale. Esqueça isso de se pesar em quilos, pois cada marca dessa balança tem o nome de uma celebridade, um personagem histórico ou mesmo um personagem de ficção movido pelas calorias. (Bridget Jones, sentimos você aqui.) É tedioso saber que você pesa 61 quilos, porém muito mais divertido que você pesa tanto quanto Mr. Ed (por favor, não), Donald Trump, Dra. Ruth, Yoda, Gary Coleman, Oliver Twist (depois de "um pouco" mais). Os fabricantes dessa balança acham que é muito mais fácil lidar com a ideia de que você tem o tamanho de um determinado astro do que conhecer um número. Os fabricantes acham até mesmo que isso tornará a pesagem divertida e garantirá algumas risadas matinais. (Aaah, pesar-se é quase tão divertido quanto um tratamento de canal.) Se algum dia chegarmos à marca **Cameron Diaz**, naturalmente choraremos de alegria.

ÁGUA, ÁGUA POR TODA PARTE

Ah, estamos enjoadas de pensar em virar oito copos de água sem gosto todo santo dia. No momento em que você acha que não suporta sequer mais um gole daquela nulidade insípida, recebemos uma sugestão que implica carregar uma lima no bolso. Uma empresa de São Francisco tem água pura com um toque de sabores naturais, sem adoçantes (música para os ouvidos dos nutricionistas) e absolutamente zero caloria. Os sabores também são ótimos, porque refrescantes: hortelã, framboesa-lima, romã-tangerina, lima, tropical, maçã e pepino. Experimente da próxima vez que quiser um refrigerante. Pode encontrar esse tipo de bebida nos melhores supermercados da sua região.

ESPERANÇA, FÉ E KRISTIAN

Kristian Alfonso está saindo do armário. Não, não é sua última trama como Hope Brady em *Days of our lives*. Hoje a queridinha da telenovela tem sua própria linha de joias, chamada Hope, Faith and Miracles, e agora uma linha de roupas chamada Hope by Kristian Alfonso, com direito à flor-de-lis que é sua marca registrada.

Você passou muitos dias em *Days* e sempre pareceu fabulosa. Alguma grande dica de dieta?
Kristian: Apenas tento comer da forma mais saudável possível, três vezes por dia. No verão e na primavera há uma grande vantagem que é poder comer todas as hortaliças frescas. Minha grande dica é que eu como tudo com moderação.

E quanto a exercícios?
Kristian: Não vou muito à academia. Basicamente corro atrás de três garotos 24 horas por dia. É melhor que ir à academia. Os garotos e eu caminhamos e fazemos trilhas. Nadamos muito e brincamos na piscina, o que realmente queima calorias. Ainda carrego o de 5 anos. Está cada vez mais pesado; é meu peso livre. Também me deito de barriga para baixo e flexiono as pernas enquanto seguro meu filho e exercito os quadríceps. Ele adora. Fiz isso com meu primeiro filho.

CULPA GILMORE

Você vai adorar o fato de que a mamãe Gilmore Girl **Lauren Graham** foi criada em uma família superdoce. Seu pai, Larry, foi presidente da Associação dos Fabricantes de Chocolate. Nós ficamos pensando se Lauren se entrega ou mantém o corpo perfeito apenas dizendo não.

"Sou uma daquelas pessoas que, se virem chocolate, comem. Odeio quando alguém aponta para uma mulher e diz: 'Ah, ela está tomando um balde de Häagen-Dazs'. E daí? Daí você não come o resto da dieta do dia. A vida tem de ser aproveitada."

Ah, graças a Deus, ela é uma de nós — ainda melhor do que pensamos!

TANYA ZUCKERBROT, AUTORA DE *THE F-FACTOR DIET*

Tanya Zuckerbrot é nutricionista e criadora da F-Factor Diet, um inovador programa nutricional que ela utilizou por mais de dez anos para ajudar pacientes a perder peso e continuar saudáveis.

Quais suas três melhores dicas de dieta?

Fibras e proteínas em todas as refeições facilitam a perda de peso. (Consuma carboidratos com muitas fibras, como vegetais ou cereais integrais com proteína magra em todas as refeições.) Elimine as coisas brancas: pães brancos, *muffins*, massa, arroz, biscoitos e cereais, trocando por seus primos com muitas fibras: pães integrais, massa de trigo integral, arroz integral, cereais com muita fibra. Carboidratos refinados (aqueles sem fibras) não a deixam se sentindo tão saciada quanto carboidratos ricos em fibras.

Coma carboidratos durante o dia, quando mais provavelmente os queimará. A não ser que vá dançar depois do jantar, ou se for à academia, tenha jantares "limpos" (proteínas e vegetais). Carboidratos são usados para produzir energia. A maioria de nós se senta no sofá ou vai para a cama depois do jantar — não há necessidade de muita energia para ver televisão ou dormir! O excesso de carboidrato que não é consumido como energia é acumulado como gordura!

Dica extra: troque o leite desnatado por café com duas colheres de sopa de leite de soja e economize 100 calorias. Pode não parecer muito, mas poupar 100 calorias todo dia durante um ano significa perder cerca de 4 quilos!

Quais suas três melhores dicas de exercícios?

Programe de quatro a cinco dias de aeróbica (pelo menos 45 minutos) e dois a três dias de exercício com pesos leves. Aeróbica é essencial para queimar calorias, enquanto os exercícios com pesos dão massa muscular. Quanto mais músculos tiver, mais metabolicamente ativo será seu corpo, porque os músculos queimam mais calorias que a gordura. Para cada quilo de músculo que você ganha, seu corpo queima mais 100 calorias por dia! Então, quanto mais músculos tiver, mais calorias irá queimar por dia — mesmo longe da academia!

Também corra, corra, corra. Embora os exercícios aeróbicos sejam bons para seu coração, nada tira mais peso de você do que correr. Lamento, senhoras, nem mesmo a máquina elíptica é tão boa para arrancar quilos. Mesmo que mal possa andar acelerado, comece lentamente. Ninguém se torna um corredor da noite para o dia. Comece andando rápido, e à medida que se tornar mais fácil você ganhará ritmo até se sentir desafiada. Correr ao ar livre é especialmente libertador, então pegue seu iPod e vá! Você irá espairecer e voltar encharcada. Prometo que se sentirá ótima. Isso não é chamado de barato de corredor à toa.

Também seja gentil com seu corpo e faça alongamentos depois de um exercício. Alongar reduz grandemente o excesso de ácido lático nos seus músculos, impedindo que fique dolorida. Além disso, alongando músculos aquecidos você ganhará flexibilidade.

Qual o erro que a maioria das pessoas comete ao começar um novo programa de perda de peso?

Muitas pessoas se concentram no que cortar quando iniciam uma dieta e muitas até mesmo escolhem cortar todo um grupo alimentar, como gorduras ou carboidratos. O problema com essas dietas é que elas a deixam não apenas com fome, como também carente. Por isso a maioria das dietas é temporária. As pessoas se aferram a elas o suficiente para perder o peso que desejam, mas assim que atingem o peso pretendido retornam aos velhos hábitos alimentares e lenta mas seguramente recuperam todo o peso que se esforçaram tanto para perder.

Em vez de ter o objetivo de cortar, meu programa (a F-Factor Diet) se concentra no que *acrescentar*. Estimulo meus pacientes a comer pelo menos 35 gramas de fibras por dia. A fibra não é digerida, portanto não contém calorias. O melhor é que as fibras são encontradas em muitos alimentos deliciosos, como pães e cereais integrais, frutas frescas e secas, vegetais e massa, biscoitos e produtos assados feitos com trigo integral. Então, ainda pode comer carboidratos e perder peso! Quando você elimina os carboidratos não tem energia de longo prazo para suportar o dia e seus exercícios. Carboidratos com muitas fibras são o segredo para perder peso se sentindo saciado e aumentando o nível de energia.

Já teve um dia em que sentiu que precisava perder alguns quilos?
Claro! Embora seja nutricionista e ensine as pessoas a comer, também exagero de vez em quando. Normalmente depois de uma grande refeição de feriado ou jantar festivo (quando *sempre* como algum doce), não é incomum acordar me sentindo um pouco inchada. No dia seguinte como fibras, proteínas e vegetais. Isso limpa meu sistema e o dia com poucas calorias compensa qualquer mal que possa ter feito na noite anterior! O que não faço é me punir passando fome no dia seguinte. Isso apenas faria com que me sentisse faminta, cansada e sem disposição, e provavelmente me levaria a exagerar no fim do dia. É muito melhor comer de forma sensata e não pular refeições para voltar aos trilhos.

O que você come em um dia normal?
Café da manhã: Iogurte e uma xícara de amoras. Para beber: uma caneca de café com French Vanilla Coffeemate sem gordura e dois Splendas, mais um copo de água. Almoço: uma combinação de fibras (vegetais) e proteína. Uma grande salada mista (muitos vegetais, como palmito, aspargo ou brócolis) com frango grelhado ou camarão, ou tartare de atum com folhas verdes e um rolinho de trigo

integral. Lanche: queijo *light* e uma fatia de peru. Jantar: sopa de missô, salada verde com molho de gengibre (separado, e use duas colheres de sopa), um sushi picante de atum (feito com arroz integral, e peça pouco arroz) e seis peças de sashimi. Sobremesa: chocolate (apenas 30 calorias).

Que dica você daria para aqueles sem força de vontade para dizer não às comidas que adoram?

Digo aos meus pacientes que nada que vale a pena na vida acontece sem algum sacrifício. As pessoas que tiveram muito sucesso no trabalho normalmente passam muitas horas no escritório. O mesmo acontece com pessoas que têm uma poupança. Para poupar dinheiro você precisa ser comedido. Não pode comprar o que quer quando quer e esperar ter uma poupança. Aplicando isso a dietas e perda de peso, você não pode esperar ter o corpo que deseja sem algum sacrifício. Não pode comer o que quer quando quer e esperar caber em um manequim 36. A boa notícia é que os benefícios (parecer bem e se sentir ótima) devem superar abrir mão de fritas em todas as refeições.

E se você comer bem 90% do tempo, sempre há espaço para algumas transgressões sem muitos danos. Então, se está louca por fritas, peça e coma algumas. O mesmo com os doces. Com frequência algumas mordidas são o suficiente para satisfazer um desejo (e você não vai destruir sua boa intenção de comer de forma saudável).

No caso daqueles pacientes que dizem que simplesmente não podem viver sem frituras gordurosas ou doces que engordam, pergunto por que, para começar, pensam de forma tão favorável dessas comidas. Elas certamente têm um ótimo sabor, mas comer é uma sensação tão passageira (nenhuma refeição dura mais que cerca de uma hora, enquanto certos lanches podem ser engolidos em menos de cinco minutos). Mas sua aparência dura o dia *inteiro*. Alimentos que engordam são como uma amiga que na verdade não gosta de você. Claro que quando está com ela você sempre ri e se diverte, mas no dia seguinte descobre que ela falou mal de você pelas costas. Por que deveria manter essa amiga na sua vida? A amizade é tóxica e você está melhor sem ela. O mesmo acontece com comidas que engordam. Elas são divertidas de comer, mas se a deixam se sentindo mal no dia seguinte (quando seus jeans apertam), também não são tóxicas? Você passa melhor sem elas.

O que faria caso tivesse apenas duas ou três semanas antes de um grande evento e quisesse estar em forma ou perder alguns quilos?

Tenho pacientes no Passo 1 da F-Factor Diet, que garante no mínimo de 2 a 3 quilos pedidos em apenas duas semanas. No Passo 1 você elimina todos os carboidratos simples (nada de carboidratos de farinha branca). Os pacientes se enchem de fibras, proteínas e vegetais. As fibras têm caloria zero, mas dão uma inacreditável sensação de saciedade. Então os pacientes perdem peso sem a fome habitual associada à maioria das dietas de baixas calorias. Com o Passo 1 você começa a comer cereal com muitas fibras, biscoitos de fibras e uma porção de frutas frescas com todos os vegetais sem amido que conseguir comer, mais porções generosas de proteína. Se tudo isso parece comida demais, você ficará surpresa ao descobrir que a ingestão média de calorias no Passo 1 é de 700 a 800 calorias! É, só isso. Está comendo muito, mas perdendo peso! O que poderia ser melhor? A F-Factor Diet é a forma mais fácil de perder peso sem sentir fome. Você entrará naquele vestido sem ter de passar fome.

Partilhe conosco uma de suas receitas preferidas de muita fibra e ótimo sabor.

TORRADA FRANCESA DE BANANA
3 claras de ovo
½ xícara de leite desnatado
½ colher (chá) de extrato de baunilha
½ colher (chá) de canela em pó
1 colher (sopa) de Splenda
1 banana madura
Spray de cozinha antiaderente
8 fatias de pão de trigo integral light
Xarope de bordo de poucas calorias (opcional)

Em tigela rasa, bata as claras, leite, baunilha, canela e Splenda, usando um batedor. Amasse a banana com um garfo e acrescente à mistura. Mexa bem.
Aqueça o forno até 92°C.
Borrife uma assadeira antiaderente com o spray de cozinha. Aumente o fogo. Mergulhe 4 das fatias de pão na mistura de ovos, virando para cobrir e retirando o excesso.

Coloque as fatias de pão na assadeira aquecida. Asse até ficar dourado, virando uma vez, entre um e dois minutos de cada lado.
Transfira as fatias assadas para um prato; mantenha quente no forno. Repita o processo com as fatias restantes.

Serve 4 pessoas. Conteúdo nutricional por porção: 126 calorias, 28 gramas de carboidratos, 10 gramas de fibras, 12 gramas de proteínas, 2 gramas de gorduras totais, 0 gordura saturada, 349 miligramas de sódio.

Ouvimos falar que as fibras a deixam com o estômago estufado. É verdade?

Não poderia ser mais distante da verdade. Na realidade os alimentos com muitas fibras são o segredo para barrigas lisas e coxas mais magras! A maioria dos americanos não consome diariamente as 35 gramas de fibras recomendadas. O americano médio consome apenas de 9 a 11 gramas por dia. Então, quando as pessoas que não costumam consumir fibras acrescentam fibras em sua dieta, podem experimentar um desconforto inicial, porque seu corpo simplesmente não estão acostumados a elas. Mas esse desconforto (inchaço/gases) desaparece após alguns dias. E quando você se dá conta, está indo ao banheiro normalmente e seu estômago está liso como nunca! Na verdade, a dieta rica em fibras é como uma desintoxicação natural, ajudando a movimentar as coisas pelo seu corpo e mantendo seu sistema limpo. Por isso tantas pessoas dizem se sentir mais bonitas comendo alimentos ricos em fibras (unhas mais fortes, cabelos mais brilhantes e pele mais clara). As fibras retiram as toxinas do corpo, e todas as vitaminas e antioxidantes nos alimentos ricos em fibras a ajudam a parecer gloriosa.

RICHARD GIORLA

Ele é um dos mais exuberantes solteirões de Hollywood, e nem sequer é ator! A legião de clientes totalmente devotados de Richard Giorla inclui **Jami Gertz, Melissa Gilbert, Katherine Kelly Lang, Jennie Garth** e **Melissa Joan Hart**, para citar apenas algumas.

Ele dançou profissionalmente com gente como **Carmen Electra** e **Jennifer Lopez**, e é esse histórico de dança, juntamente com sua experiência em preparação física e sua boa aparência, que fez de Richard Giorla um dos mais procurados instrutores de exercícios da Califórnia. Todos os dias seu estúdio de ginástica está lotado com as mais belas atrizes e modelos em atividade da cidade. Sua combinação de alongamento em barra de balé e exercícios de fortalecimento, juntamente com o uso de pesos leves para os braços e movimentos de pernas aeróbicos de alta repetição, um exercício isotônico, torna o corpo longilíneo e magro como o de uma bailarina, mesmo que você nunca tenha dançado na vida. Ele também é autor do *best-seller* de preparação física *Raising the barre*.

Quais suas três melhores dicas de dieta?

Mais água: beba 350 mililitros de água assim que acordar. A ingestão de mais água e menos calorias líquidas inibirá sua fome, reduzirá a ingestão de calorias, limpará o corpo e dará a você mais energia.

Menos sal: limite o consumo de sal. Sal causa retenção de líquido, o que aparece na balança. Sua preferência por sal pode ser desaprendida. São necessárias apenas cerca de duas semanas para preferir o gosto de comidas sem sal.

Menos açúcar: o açúcar é a maior fonte de calorias inúteis, e não é acompanhado de nenhum valor nutritivo. Escolha comidas em que os três principais ingredientes não contenham açúcar.

Quais suas três melhores dicas de exercícios?
Acrescente treinamento de força a seus exercícios. A verdadeira causa de músculos fracos é falta de exercício, não envelhecimento. A massa muscular diminui entre os 30 e os 70 anos de idade. Mas exercícios isotônicos de fortalecimento muscular podem reverter o declínio. Meia hora de isotônicos duas ou três vezes por semana pode aumentar a força em duas semanas e duplicá-la em 12 semanas — alterando a relação entre músculo e gordura. Bônus: maior densidade óssea, ajudando a prevenir fraturas causadas por osteoporose.

Faça os exercícios da cozinha: levante os calcanhares quando lavando a louça, faça flexões no balcão, use uma lata de sopa como peso para flexões de tríceps enquanto espera sua refeição saudável ficar pronta!

Pense magra: use escada em vez de elevador ou escada rolante. Queime mais calorias! Adote uma postura mental de boa forma física... Sempre pense magra.

Quais equívocos a maioria das pessoas comete ao iniciar um novo programa?
Pensar que é uma solução rápida. Fazer exercícios é um estilo de vida; demanda tempo, perseverança e dedicação.

Qual seu programa de alimentação diário?
Aveia com proteína em pó de manhã, almoço e jantar balanceados consistindo de um vegetal verde, um carboidrato e uma proteína. Lanches saudáveis entre as refeições, como maçã e manteiga de amêndoa, cenoura, amêndoas etc.

Qual sua filosofia de forma física?
Coma o mais saudável possível, mas não se prive de todos os "lixos". Uma dieta rígida demais é insustentável. Todos têm diferentes motivações para atingir a excelência. Descubra qual fonte a motiva.

Qual dica incomum poderia dar aos outros?
Cheire grapefruit. O óleo de grapefruit libera um aroma que afeta as enzimas do fígado e estimula a perda de peso. Estudos mostram que animais expostos ao cheiro de grapefruit por 15 minutos três vezes por semana apresentaram uma redução do apetite e do peso corporal.

O que diria para seus clientes nunca fazerem?
Nunca use laxantes ou soluções artificiais rápidas. Sempre coma proteína em todas as refeições.

Tem alguma dica especial para as mulheres?
Ondas de calor e outros sintomas da menopausa podem ser minimizados com uma dieta rica em soja. Uma dieta rica em soja também reduz o risco de câncer de mama. Soja e outras leguminosas (feijão, inhame etc.) contêm fitoestrogênios, compostos que podem reproduzir a terapia de reposição de estrogênio para os sintomas da menopausa.

> *Entreouvido em uma reunião dos Vigilantes do Peso em Beverly Hills:*
>
> Qual temporada recente de uma atriz de primeira categoria em clínica de reabilitação foi uma cortina de fumaça para um período em uma clínica onde tentou perder 10 quilos antes de filmar uma história de amor com um protagonista ainda mais sensual e *magro*?

★ CAPÍTULO 6 ★

Qual a sua motivação?
Como ter uma imagem sensível do corpo

Quais são as três primeiras letras de dieta? D-i-e, morrer.

A comediante Mo'nique

APENAS JANEANE

Nós adoramos todos os seus filmes, e a divertida dama **Janeane Garofalo** fez uma das vozes — nada menos que uma *chef* — do sucesso de animação *Ratatouille*. Cindy teve a oportunidade de se sentar com a hilariante comediante para conversar sobre questões de peso em LaLa Land.

Por que todas em Hollywood têm de vestir manequim 34 para serem consideradas bonitas?

Janeane: Acho engraçado que as damas tenham de ser esqueléticas, mas não os cavalheiros. Nossa cultura elimina a inteligência das mulheres. O valor da mulher está relacionado a valores estéticos, o que é triste. Os homens não são submetidos a essas regras — nem mesmo em

Hollywood. Seria difícil uma mulher com o tamanho de Mario Batali conseguir um programa.

Já pediram que perdesse peso para um papel?

Janeane: Eles não chegam diretamente e dizem: "Você está gorda e precisa perder peso". Os executivos de Hollywood preferem seduzi-la para que perca peso. Sugerem isso. Você está negociando um papel e ouve: "Talvez você pudesse arrumar um treinador, ou contrataremos um treinador para você que aparecerá em sua casa amanhã de manhã para colocá-la em movimento". Uma coisa que você aprende no mundo adulto dos negócios — seja o *show business* ou seja você um contador — é que o segredo é evitar confrontos, mesmo no que diz respeito a perder peso. Então, isso é passivamente enfiado em sua cabeça.

Quando eu estava em uma determinada rede de televisão que rima com *lox*, eles contrataram um treinador para mim, mas não deu certo.

Janeane: Acredito. Achei que eu havia conseguido ser o único ser humano a ganhar peso tendo um treinador. Era do tipo: "Vou mostrar a eles. Vou comer *cookies*!"

Eu comia Dairy Queen, mas não deveríamos falar nada sobre isso ou a rede pode querer seu dinheiro de volta. Voltando ao assunto: o que acha desses sistemas de entrega de comida que todas as estrelas contrataram? Parece ser uma forma bastante fácil de perder peso.

Janeane: Eu contratei entrega de comida, mas sou conhecida por acabar com tudo de uma vez só. É outro caso de "Vou comer todas as barras de sobremesa. Vou mostrar a eles!" Mas você sabe como funciona com algumas dessas comidas de regime. Depois tem as corridas. É o suficiente. Mas mesmo depois disso você ainda não consegue entrar nas suas roupas.

Entendo. Eu compraria calças muito feias se estiver escrito tamanho 40. Por que acha que é assim? Desespero. Eu queria emoldurar uma camisa XP que comprei no final dos anos 1990.

Janeane: É realmente a psicologia dos tamanhos que funciona como um feitiço para as mulheres. Conheço um fabricante de jeans que coloca um pouco mais de fios elásticos no brim, de modo que os tamanhos não são corretos. De repente os tamanhos maiores são menores, e você adora aqueles jeans mais que todos os outros e tem de comprá-los. Isso também acontece em alguns hotéis. Há hotéis com espelhos que emagrecem. Você deve se sentir bem consigo mesma quando está ali, para que queira voltar regularmente. Deve pensar: "Eu me sinto mais magra neste hotel e isso é tão bom que este é o melhor lugar do mundo". Não pode negar a psicologia de ver seu reflexo e parecer tão agradável.

O que pensar das jovens estrelinhas que gritam para a imprensa que têm um metabolismo muito acelerado e parecem nunca ganhar meio quilo mesmo após dois milkshakes por dia, fritas e cebola empanada?

Janeane: Infelizmente, não sou abençoada com o que muitos na indústria do entretenimento chamam de metabolismo acelerado. Não compreendo por que estrelas apelam para isso. Por alguma razão ninguém quer admitir o esforço tremendo necessário para aparecer bem em telas de alta definição. E ainda há o fato de que muitas mulheres passam fome. Mas me ressinto terrivelmente dessas mulheres que alegam ter metabolismo acelerado. Adoro mulheres como **Heather Locklear**, que admitem que dão muito duro para parecer ótimas. Nunca me esquecerei de uma entrevista que vi em que **Pam Anderson** falava sobre seu corpo em *SOS Malibu*. Ela dizia: "Odeio malhar. Quero jogar esta bicicleta de um penhasco". Gostei da honestidade. Ela admite que malha. É uma obrigação, e sua carreira depende disso, mas não gosta. Eu a adorei por isso.

E então choramingam que no secundário eram magricelas demais para conseguir namorado. É minha irritação predileta — como se ser magra demais algum dia tivesse impedido alguém de ter namorado!

Janeane: Não, você não ganha pontos ou conquista a simpatia de um país grato dizendo que não apenas está tentando ganhar peso como era magricela demais no secundário para ter vida social. Apresente uma estrelinha magricela que foi rejeitada por sua turma. Eu a desafio a provar isso. Nunca houve uma época em que ser estar no limite de anorexia não fosse cobiçado. Talvez nos anos 1930 ou 1940 houvesse alguma comunidade que amava mulheres roliças. Ou isso aconteceu apenas no velho musical *A lenda dos beijos perdidos*? E aquela comunidade que adorava pessoas comuns desapareceu na névoa!

Qual a conclusão?
Janeane: Acho que como mulheres temos de algumas vezes ver a realidade e dizer: "Talvez não seja da minha natureza ser tão magra". E devamos nos aceitar. Como todo mundo, tenho um armário cheio de roupas de tamanhos diferentes. Mas quando olho para algumas coisas muito bonitas de tamanhos ridículos me dou conta de que talvez não seja da minha natureza ser tão magra e me privar de comida. E quando preciso fazer isso para um papel, faço com café, cigarros e comprimidos — do modo como Deus quer. Ei, isso foi uma piada!

LA LOPEZ

Jennifer Lopez é tão escandalosamente normal que se senta em uma suíte do Hotel Four Seasons falando sobre seus dias gordos. Adoramos que ela os tenha tido!

"Adoro poder fazer as pessoas rirem brincando sobre meu corpo", diz ela. "Não sou uma atriz alta e magra manequim 37 — o que é bom. Acho que há uma mensagem positiva, pois quantas pessoas são manequim 37?"

Parem as rotativas! Ela até mesmo come carboidratos.

"Ei, eu como mais um pedaço de bolo. Não preciso, mas quero! Não nego isso a mim, e ainda me sinto atraente e bonita", diz Lopez.

E AGORA, UMA PALAVRA DA RAINHA

Discutindo questões de peso com Cindy, sua majestade, também conhecida como **Queen Latifah**, quis saber o que aquela plebeia estava fazendo em uma tarde de sábado. "Querida, o que você almoçou hoje?"

Cindy imediatamente se sente mal consigo mesma, porque não foi uma salada sem molho ou um frango grelhado insípido sem carboidratos ou mesmo, melhor ainda, absolutamente nada.

"Ahn, comi pizza", digo a Queen Latifah.

Então vem o suspiro crítico. "Ah, querida! Não!", diz ela. "Por quê? Por quê?"

"Porque eu não me controlo?"

"Não, não esse por quê?", retruca ela. "Por que você não ligou para Latifah? Poderia emprestar meu cartão de descontos da Pizza Hut. Você precisa disso. Eu recebo de graça".

Ah, você tem de amar uma rainha que a convoca a seu palácio — ou pelo menos às instalações de seu último comercial de TV.

"Adoro comer", diz ela. "E nunca vou me desculpar por isso. Comer é para mim um prazer. Nunca vou ser uma dessas mulheres-palito. Decididamente não.

"Você precisa ser realista e se aceitar como é. É o que sempre tento fazer. Então, que ninguém nunca me diga: 'Perca peso e seja como Halle!'."

É de pensar se algum executivo de Hollywood algum dia disse a ela para perder alguns quilos. "Eles me fizeram sofrer um pouco. Lembro-me de que quando estava fazendo *Living single* fui levada a uma reunião onde me pediram para perder um pouco de peso.

"Eu olhei para os chefões e disse uma palavra: não", recorda-se ela. "Disse a eles: 'Eu pareço uma pessoa normal.

Quero refletir uma mulher de verdade das ruas'. Também disse que tinha certeza de que não eram as pessoas que estavam escrevendo pedindo que eu perdesse peso. As pessoas gostam de mim exatamente como sou."

MO'NIQUE ÚNICA

Não pronuncie uma certa palavra de cinco letras para ela. "Quais são as três primeiras letras de dieta? *D-i-e*, morra", diz a comediante **Mo'nique**, que festeja tamanhos de jeans acima de 44. Natural de Baltimore, ela começou a carreira fazendo comédia em pé e hoje estrela filmes e programas de TV.

O que você diz a todas essas atrizes de aparência anoréxica sobre o peso delas?

Mo'nique: Digo: "Comam alguma coisa, meninas". É muito triste que hoje as garotas de aparência anoréxica sejam não apenas aceitas, mas estejam definindo padrões de aparência. Não vou citar nomes, mas você sabe quem são, aqueles pirulitos. Mas eu escuto: "Ela é bonita. Não é bonita?" Sinto vontade de gritar: "Ela não é bonita! Ela tem uma doença!"

Como você mesma nunca se tornou um pirulito?

Mo'nique: Querida, eu adoro mastigar comida! Comida é bom! Dieta? Por favor! Na verdade, estou enjoada dessa imagem em Hollywood onde para ser bonita você tem de ser manequim 34. Sou bonita com meu peso e sou feliz.

Já teve problemas com homens dizendo a você para perder peso?

Mo'nique: No passado alguns caras disseram: "Ah, querida, mas você tem um rosto tão bonito. Se pelo menos perdesse 10 quilos seria realmente bonita". Eu penso: "Vou te mostrar algo não tão bonito. É quando soco você".

De qual comida nunca desistiria em uma dieta?

Mo'nique: Deus do céu, eu nunca, de jeito nenhum, desistiria de frango frito. É a melhor coisa do mundo. Um pouco de molho em cima. Agora me desculpe, que tenho de achar um KFC.

Já ouviu comentários que machucam?

Mo'nique: Muitas de nós lidam com esses comentários. É duro quando ouve alguém que você ama dizer: "Você é bonitinha, mas se perdesse 25 quilos seria bonita".

Você disse que se preocupa mais com saúde que com qualquer outra coisa.

Mo'nique: Quero que as pessoas se apaixonem por si mesmas. Quando você se ama começa a querer ser saudável — não magricela, mas saudável. Diga: "Eu me amo e quero respirar quando subo as escadas". Defendo amar a pele dentro da qual você está.

A GRANDE (POSTURA EM RELAÇÃO AO CORPO) KATE

Temos a emoção de contar que mesmo a grande **Kate Hudson** tem alguns problemas com seu corpo em um biquíni!

Kate esteve recentemente fazendo tomadas para um filme em San Pedro, Califórnia, perto de uma base militar. "Eu tinha uma cena de biquíni fio dental", recorda-me ela. "Então estou naquele biquíni minúsculo e ouço um helicóptero fora da locação. De repente houve um barulho maluco e um acidente. Eu gritei: 'Merda!' O helicóptero havia descido tanto que uma grande placa de compensado foi arrancada de um teto e caiu em cima do meu carro.

"Eu saí correndo de biquíni. E lá estavam policiais e fuzileiros. Eu lá quase sem roupa e eles sorrindo e dizendo: 'Olá, srta. Hudson!' Eu disse: 'Olá, alguém pode me arrumar um roupão? E o que aconteceu com meu carro?'"

Kate ganhou e perdeu peso na gravidez, e admite: "Os tabloides foram duros comigo, mas comi bem e me exercitei. O peso simplesmente desapareceu. Mas não tenho absolutamente nenhum problema com meu peso. Não tenho tempo na vida para me preocupar com isso". Sua alimentação inteligente inclui sushi e alimentos orgânicos sempre que possível. Ela também é conhecida por suas longas corridas na praia e nas ruas.

Se você tem sorte o bastante para viver em uma região em que pode correr na praia, há o problema de toda aquela areia nas pernas depois do exercício. Se passar talco Johnson's para bebê nas pernas antes do exercício a areia não grudará, além de deixar as pernas macias. Por falar nisso, também é uma grande dica para mães que levam os filhos à praia.

JENNA PHILLIPS, MISSÃO POSSÍVEL

Em fevereiro de 2000 Jenna Phillips recebeu um diagnóstico de diabetes ao sair de um coma provocado por um trauma na cabeça. Desde então se lançou na missão de superar a doença por intermédio de dieta e exercícios.

"Nessa jornada descobri minha paixão pela forma física e pelos exercícios. Eu me dei conta de que meu objetivo na vida é motivar, inspirar e educar os outros", diz Jenna, que começou a estudar nutrição na faculdade em 2002 e se tornou professora de *spinning* e Pilates Plus em 2005. No mesmo ano foi contratada como *personal trainer* de **Ben Stiller**. Durante quatro meses trabalhou com ele durante filmagens em Nova York e Vancouver, Canadá, para o que se tornou o megassucesso *Uma noite no museu*.

De volta a Los Angeles Jenna continuou a treinar Ben, e também foi treinadora particular de **Jackie Warner** e **Jeremy Piven**. Entre os alunos de suas aulas de Pilates Plus estiveram **Nicole Kidman, David Arquette, Michele Hicks, Gina Gershon, Monet Mazur, Ever Carradine** e **Jonny Lee Miller**. Em 2007, querendo levar seu programa além do Pilates Plus, Jenna tirou um certificado de *personal trainer* e criou seu próprio exercício, o Mission Possible.

"Sabia que podia encorajar as pessoas a sair de suas zonas de conforto com preparo físico e nutrição. Então comecei", diz.

Quais suas três melhores dicas de dieta?

As calorias tendem a se acumular rapidamente em restaurantes. Minha dica é preparar comida em casa para viagem! Cinco pequenas refeições por dia são o ideal, então faça o possível para que seja conveniente, mas saudável. À noite, antes de ir dormir, prepare uma bolsa com três pequenas refeições para o dia seguinte. Certifique-se de incluir frutas, legumes e verduras, como uma maçã, cenourinhas e tomate fatiado. Tome café e jante em casa e faça as três outras refeições ao logo do dia. Criatividade na cozinha é uma boa maneira de desenvolver uma relação saudável com a comida que você come. Isso a ajudará a controlar as calorias e fazer escolhas mais inteligentes. Outra grande dica que dou a meus clientes é dividir uma sobremesa com amigos depois do almoço, não depois do jantar. Assim você terá algo para queimar o dia inteiro. Seu metabolismo é mais lento à noite. E sempre coma carboidrato com gordura e/ou proteína. Gordura e proteína desaceleram a digestão dos carboidratos e impedem um pico no teor de açúcar no sangue. Isso contorna a inevitável queda no açúcar do sangue que a deixa com fome novamente.

Quais suas três melhores dicas de exercícios?

No que diz respeito a treinamento com pesos, faça sequências mais longas (de 50 a 100 repetições), para cansar os músculos. Verá resultados mais rápidos e desenvolverá músculos longos e esguios. Para maximizar seu preparo físico você precisa consistentemente de exercícios aeróbicos e com pesos. Caso tenha tempo para fazer ambos na mesma sessão, levante pesos antes de estar cansada demais da aeróbica. Assim terá suficiente energia para ambos. Aqueles de nós que têm uma agenda apertada podem usar pesos de mão quando andando em ritmo acelerado na esteira. Modifique a velocidade e a inclinação durante o exercício para criar uma sessão de intervalos intensa. Você não acredita como irá suar mais!

Intercale os exercícios alternando atividades toda semana. Isso impede seu corpo de chegar a um teto. Pode pular corda, caminhar, nadar, fazer *spinning*, praticar ioga, Pilates, andar, correr, fazer flexões e abdominais, usar pesos de mão e dançar o máximo possível.

Qual o erro que a maioria das pessoas comete ao iniciar um novo programa de perda de peso?

Sempre queremos resultados instantâneos, e algumas vezes definimos um nível alto demais. Sempre digo aos meus clientes que terão resultados a longo prazo se treinarem de forma eficiente e com paciência. Ter uma postura passiva também faz uma enorme diferença. Nunca permito que meus clientes digam "não consigo".

O que você faz quando acha que precisa perder alguns quilos?

Passo a comer mais vegetais e beber muita água. Nunca pulo refeições, não importando o quanto ache precisar perder um pouco mais de peso. Fazer pequenas refeições ao longo do dia é a melhor forma de manter o seu metabolismo acelerado.

O que você come em um dia normal? Acha que há alguns alimentos que prejudicam uma dieta?

Um dia normal para mim inclui iogurte de leite de cabra, barrinhas de baixas calorias, aveia com frutas do campo, clara de ovo, saladas, peixes escuros e carboidratos de brotos. Amêndoa e semente de linhaça fazem parte da minha dieta diária por serem superalimentos. Coloco ambos no iogurte e nas saladas para ganhar textura, fibras e gorduras saudáveis. Evito açúcar refinado, cafeína e sódio. Mas não acredito na privação completa. Eu me permito uma recompensa de vez em quando, como pizza e bolo de chocolate.

Fale sobre seu programa pessoal de exercícios.

Tento malhar uma hora por dia, pelo menos seis dias por semana. É a melhor forma de controlar meu nível de glicose. Vario muito. Caminho para aproveitar a natureza, faço aulas de *spinning* para suar, faço corridas longas e subo escada para ganhar resistência, pulo corda para queimar calorias, faço Pilates e levanto peso para ter músculos longos e magros, e pratico ioga para clarear a mente.

Uma dica de sabedoria motivacional para os dias em que não queremos ir à academia.

Eu me esforço para cumprir minhas obrigações em lugares onde possa andar (banco, mercearia, lavanderia etc.), e sempre uso as escadas em vez do elevador. Muitas de nós não se dão conta de como caminhar é bom para queimar calorias extras. Tudo conta!

Qual a dica de dieta ou exercício mais absurda que já ouviu? Acha que funciona ou é sem sentido?

A Dieta Atkins é ultrajante. Ela "funciona" externamente muito rapidamente, mas não tem resultados saudáveis ou duradouros. Há muitos carboidratos saudáveis e saborosos no mundo dos alimentos que não precisam ser evitados. Mesmo sendo diabética, ainda gosto de carboidratos todos os dias. Moderação é o segredo de tudo. Qualquer coisa em excesso irá criar uma deficiência em outra área do corpo, e vice-versa. Eu como um pouco de tudo e trabalho todos os músculos do meu corpo. Nunca me sinto faminta nem completamente esgotada.

O que diria para um cliente nunca tentar em nome de perder peso?

Soluções rápidas normalmente não têm resultados duradouros, e com frequência apresentam efeitos danosos no corpo. Não "faça dieta", apenas coma de forma consciente e seja ativa o dia inteiro. Não existe fórmula secreta. Apenas o bom e velho bom-senso.

Quem você acha que tem o melhor corpo em Hollywood, e por quê?

Jessica Alba tem um corpo impressionante. Músculos longos e magros, e cuida muito bem de si. Tem um compromisso com a saúde e a alimentação consciente, e se exercita com eficiência. Seu trabalho duro compensa e definitivamente aparece.

Qual dica comprovada você conhece que é um pouco incomum?

Coloco canela em muitas comidas diferentes: iogurte, aveia, sobre frutas e em qualquer doce que como. Canela ajuda a regular o nível de açúcar no sangue e reduz o colesterol.

O que você faz quanto tem apenas duas ou três semanas antes de um grande evento para ganhar tônus ou perder alguns quilos?

Seis dias por semana, de manhã e à noite, faço 45 minutos de exercícios consistindo de aeróbica e peso. Multitarefas fazem diferença: suba escadas e use pesos de mão ao mesmo tempo, ou corra com pesos nos pulsos. Pule corda e trabalhe a região mediana o dia inteiro. Se preocupe com que os músculos do estômago estejam sempre se movimentando nos abdominais, mesmo quando não estiver fazendo exercícios. Coma principalmente vegetais, reduza laticínios, beba apenas água e faça do jantar a menor refeição do dia.

Como e por que você criou o Mission Possible?

Mission Possible surgiu porque muitas pessoas me perguntavam o que comia e como me exercitava. Ninguém acreditava que um dia pesei 15 quilos mais ou, mais importante, que tomava pequenas doses de insulina. Em vez de simplesmente falar sobre meu programa de exercícios ou minha lista de mercearia, decidi convidar as pessoas a se juntarem a mim em minha missão de superar o aparentemente impossível. Mission Possible começou como um pequeno grupo malhando e conversando sobre comida uma vez por semana. Minha paixão por viver bem se tornou contagiosa, e começaram a falar sobre minhas filosofias de preparo físico, nutrição e bem-estar holístico. Para suprir a demanda pela Mission Possible eu a tornei disponível seis dias por semana em vez de apenas um.

Ir à academia todos os dias e fazer sempre os mesmos exercícios pode ser tedioso. Mission Possible é um pacote completo porque oriento um exercício versátil com aeróbica e pesos e ofereço conselhos nutricionais. O elemento do ar livre cria uma atmosfera refrescante na qual todos podemos desfrutar das regiões mais bonitas de Los Angeles. Fortalecemos mente, corpo e alma. Usamos todos os músculos em apenas 90 minutos. Corremos, andamos, pulamos corda, usamos cabos de resistência e pesos de mão, subimos escadas, usamos a região mediana consistentemente, fazemos flexões de pernas e braços, alongamento e suamos muito!

DAR GRAÇAS PELA DIETA

E para aquelas que já tentaram de tudo, por que não pedir a um poder superior ajuda com sua alimentação e disciplina? Eis um agradecimento que muitos fazem antes de uma refeição, do livro *Graces*, de Margaret Anne Huffman.

> *Há uma graça para a alface, Senhor? E para refeições* light, *sem gordura, sem carne, sem diversão? Preciso que me envie as palavras para abençoar esta refeição infeliz diante de mim, Senhor, pois é difícil se sentir grato por essas porções minúsculas, quando só consigo pensar nas comidas que não estão em meu prato. Ajude-me a mudar esse pensamento, a ficar em paz com escolher não comê-las, pois preciso de ajuda para me tornar a pessoa mais saudável que desejo ser. Apresente-me um espelho da nova criação que quer que seja, pois preciso de uma companhia nesta mesa, Senhor.*

ALIMENTAÇÃO ESPIRITUAL

O famoso conselheiro das estrelas e autor do *best-seller* *The 7 most powerful selling secrets* John Livesay revela as dicas e sugestões que dá às celebridades que são suas clientes. Diz a elas: "Lembre-se de que você é a bênção, então esteja presente com todos com os quais está comendo em todas as refeições. Isso significa estar presente consigo mesmo se estiver comendo sozinho. Não se permita fazer mais nada enquanto comer. Sinta cada pedaço, viva o momento, e acima de tudo seja grato por seu alimento. Lembre-se, seus pensamentos criam sua experiência".

Eis a afirmação que Livesay recomenda que seus clientes recitem antes de cada refeição: "Tudo o que como se transforma em saúde e beleza. Não há comidas boas ou ruins, apenas comidas das quais abusamos nos excedendo na quantidade. Quando comemos lentamente, lembramo-nos de respirar. Relaxe, desfrute a comida e veja seu espírito se elevar".

Obrigada, John!

A PÁGINA ADOLESCENTE

Segredos de detetive

Só porque ela é a adolescente quente do momento não significa que a própria Nancy Drew — também conhecida como **Emma Roberts** — não pense em seus próprios segredos de dieta. Mas, diferentemente de outras adolescentes que vivem na academia, Emma quer dar este conselho:

"Apenas seja ativa e saia de lá. Eu jogo tênis uma vez por semana e ando muito de bicicleta. Nado o tempo todo. Costumava correr com meu iPod, mas já não faço isso sempre, então vou pensar em alguma outra coisa, como fazer uma pequena caminhada ou usar as escadas".

Quanto às outras jovens de sua idade, Emma opina: "Acho que algumas dessas garotas estão magras demais. Acho que você tem de se exercitar e ser saudável, mas não obcecada com isso. Pode ser obcecada com coisas melhores, como descobrir a máscara facial certa!"

O plano de Peck

Josh Peck, astro da série de sucesso *Drake and Josh*, nos diz exatamente como perdeu quase 50 quilos e como superou tetos de perda de peso. "Eu sempre fui o bolinha Josh Peck", conta ele. "Mas aprendi a perder peso lentamente sem enlouquecer." Entre suas dicas estão: "Aproveite as atividades físicas sempre que possível. Quero dizer, suba de escada quando puder. Ande da escola para casa pelo caminho longo. Tudo ajuda". Ele também detalha sua dieta: "Na minha dieta posso devorar uma pizza certos dias, mas depois faço refeições leves o resto do dia. Você tem de equilibrar. Mas nunca como demais antes de ir dormir".

★ CAPÍTULO 7 ★

Os truques de dieta avançados e infalíveis das estrelas

Preciso ter consciência do que como. Se tenho um grande jantar, ganho meio quilo no dia seguinte. Se como muito sal, fico inchada instantaneamente. É muito irritante!

LIV TYLER

Para esticares a vida, encolhe tuas refeições.

BENJAMIN FRANKLIN

CINNABONS DE AÇO

Nós não nos preocupamos apenas em conversar com todos os grandes astros: nos disfarçamos para descobrir como eles se mantêm esbeltos e fabulosos. Uma de nossas fontes secretas atende pelo nome de Andy, que cuida do Cinnabon em uma praça de alimentação de um shopping em local não revelado. Andy contou a Kym que as jovens atrizes famosas param em seu Cinnabon toda semana. Como afinal essas jovens que estrelam todas as principais séries da Fox e as ousadas comédias adolescentes de verão podem caber nos jeans mais apertados e nas camisetas curtas após comer no Cinnabon?

"Fácil", revela Andy, abaixando a voz para um sussurro. "As garotas não conseguem resistir ao cheiro de nossas coisas calóricas, então desistem, mas não inteiramente. Elas vêm até mim, sorriem e imploram para que eu encha um copinho de papel apenas com a cobertura".

Arrá. Então as damas vão ao balcão do La Salsa, ao lado, pegam uma colherinha de plástico e devoram alguns pequenos bocados maravilhosos da transgressão. Sentem-se como se tivessem trapaceado, mas apenas satisfizeram sua necessidade de doce sem comer todas as calorias. Então pode ser assim que **Hilary, Nicole, Paris** e **Lindsay** dizem comer comida de lanchonete o tempo todo sem realmente estarem mentindo!

LAVE OS QUILOS

Digamos que você está com uma daquelas disposições inchadas — e quem não está neste exato instante? Talvez tenha acabado de comer meia pizza ou todo um saco de pipoca de cinema. Então percebe que planejara usar o jeans mais justo que tem no dia seguinte. Eis uma solução rápida e barata: tome um banho com sais Epsom. Você pode lavar parte do inchaço porque o sulfato de magnésio nos sais retirará os fluidos do seu corpo. Não vire todo o frasco de sais na banheira! Misture duas xícaras na água até que se dissolvam inteiramente, e então fique 20 minutos submersa. Não se esqueça de enxaguar o sal e passar um hidratante: banho de sal resseca a pele.

SONYA DAKAR

Nós adoramos Sonya Dakar, assim como **Gwyneth**, **Drew** e metade da primeira classe de Hollywood, que depende dessa especialista facial dos ricos e famosos. Fomos ao spa de Sonya para perguntar a ela como as dietas afetam os cuidados com a pele. (Sim, largue imediatamente essa sobremesa doce, porque nem todo Creme de la Whatever do mundo poderá ajudar se você viver com coisas doces.)

Quais são os efeitos sobre a pele do excesso de açúcar?

O açúcar, principalmente açúcar branco refinado, afeta a pele de muitas formas. Em geral o excesso de açúcar provoca a liberação na corrente sanguínea de níveis maiores de determinados hormônios que fazem a pele produzir um volume excessivo de sebo. Essa gordura se acumula e pode causar cravos e espinhas, ou mesmo acne cística. Mas vários outros fatores precisam estar presentes para que haja o surto: predisposição genética à acne, pouca renovação das células da pele (faça esfoliação!), pelos ausentes dos folículos e excesso de bactérias nos tecidos da pele.

Em relação ao envelhecimento, o açúcar provoca a liberação de hormônios do estresse, como MSH (hormônio de estimulação da melanina), bem como de histamina. Quando esses hormônios são lançados na corrente sanguínea, aumentam a circulação e aceleram o fator de envelhecimento rompendo as paredes celulares e liberando seu conteúdo, o que causa morte celular (a cascata do ácido araquidônico).

Quais os efeitos na pele de bebidas carbonatadas, especialmente refrigerantes *diet*, e adoçantes artificiais?

Vários ingredientes precisam ser levados em conta ao analisar como o consumo de refrigerantes afeta a pele. Açúcar (ver acima) e corante caramelo podem agir como toxinas para a pele, se acumulando e causando surtos, irritação (o que acelera o processo de envelhecimento) e desidratação. Cafeína e adoçantes artificiais desidratam e causam irritação e inflamação nos tecidos da pele.

Quais os efeitos na pele de alimentos fritos? Comida de lanchonete?

Comidas fritas e gordurosas produzem os mesmos efeitos que dietas com muito açúcar refinado. O excesso de gorduras saturadas causa irritação, erupções na pele e (no pior cenário) depósitos de colesterol, que levarão a erupções em forma de feridas, especialmente na testa e ao redor dos olhos.

Há tratamentos de pele especiais para quem tenta perder peso?

Indivíduos que seguem dietas rígidas devem incluir um tratamento de pele que ofereça nutrientes celulares específicos, como complexos de ômega-3 e ômega-6, vitaminas de uso tópico (A, C, B5, E, P e K) e emolientes hidratantes como ceramidas e manteiga de carité. Para quem estiver aumentando o ritmo de exercícios, tratamentos de limpeza e esfoliação serão importantes em função da desintoxicação rápida e incomum que ocorre com os exercícios. Se o consumo de gordura é drasticamente reduzido, a pele precisa receber externamente ácidos graxos, proteínas e antioxidantes protetores.

Quais acha que são os alimentos bons para uma pele saudável e brilhante?

Frutas e vegetais escuros ou de cores vibrantes, proteínas magras e água são o melhor para uma pele saudável e bonita. Especificamente o aumento do consumo de água acelera a desintoxicação dos tecidos da pele e ajuda a fortalecer e hidratar a pele por dentro.

AS JOVENS E DEMI

Segundo os especialistas, mulheres na casa dos 40 anos de idade tendem a sentir maior necessidade de carboidratos e gordura em função da diminuição do nível de estrogênio. Bem, **Demi** não parece ter comido um pedaço de gordura ou chocolate desde que **Ashley Kutcher** nasceu, e pode usar as roupas da sua filha adolescente. Então, como ser mais como Demi e evitar essas necessidades pós-40? Não diga simplesmente "Dane-se" e comece a comprar barracas. Nutricionistas e treinadores das celebridades nos dizem para fazer o que Demi faz. Quando sentir necessidade de doces, lanche fatias de maçã com manteiga de amendoim. Isso resolve a necessidade mas não destrói seu programa alimentar. Mas como você pode derrotar alguém com metade da sua idade? Os nutricionistas não podem nos ajudar nisso.

O truque da sra. Batata

Não defendemos comer batata demais, mas você certamente pode malhar com elas. Eis uma forma fantástica de usar esses carboidratos para perder peso:

— Comece de pé sobre uma superfície confortável, com muito espaço dos dois lados. Segurando um saco de batatas de 2,5 quilos em cada mão, estique os braços a partir da lateral do corpo e os mantenha assim o máximo tempo possível. Tente chegar a um minuto, depois relaxe.

— Após duas semanas passe para sacos de batatas de 5 quilos, depois 25 quilos, até finalmente conseguir levantar um saco de 50 quilos em cada mão. Mantenha os braços esticados por mais de um minuto.

A RAINHA DO BUMBUM

Chega de **Beyoncé**, **Halle** e **JLo**. O título de Rainha do Bumbum agora vai para a sensual **Jessica Biel**, uma garota que entende de poupança.

Se você quer um traseiro invejável, esqueça as academias caras e o Pilates. Ouvimos dizer que Jessica usa apenas tiras de borracha. Tiras de borracha para exercício podem ser compradas em qualquer lugar.

O exercício: prenda uma faixa nos dois tornozelos; depois dê 15 passos laterais (ida e volta) para cada lado. Só isso.

> **Gíria de Hollywood:** Famintologista — gurus das dietas de Los Angeles que pregam a regra do não comer para jovens estrelas (o que achamos nada saudável e um mau exemplo para todas as mulheres). Você pode imaginar (preencha o nome) dizendo: "Não posso jantar hoje porque meu famintologista diz que é proibido".

DOLLY NORRIS

Dolly Norris tem mais de 50 anos, é exuberante, magra e fantástica. É dona e dirige o Norris Centre, uma das mais populares clínicas de beleza e bem-estar da Califórnia. Entre seus clientes estão a personalidade televisiva **Jillian Barberie Reynolds**, de *Skating with the stars*, *The NFL show* e *Good day LA*, bem como vários astros de cinema e TV que preferem permanecer anônimos.

O que há de especial em Dolly é a sabedoria e a experiência com que aplica a dieta, saúde e beleza. Dolly gosta de chamar isso de "Envelhecer para saber".

Nossa frase preferida é de Dolly, que insiste: "Cem é o novo 65".

O que você faz para ter uma aparência tão boa e manter o manequim 40?
Levanto peso e sou muito dedicada. Mantenho a programação. Também caminho regularmente e jogo tênis.

Qual sua programação alimentar diária?
No café da manhã começo com grapefruit. Acompanhei alguns estudos afirmando que o grapefruit ajuda a prevenir câncer de mama em mulheres. Depois disso como uma pequena tigela de aveia com castanhas por cima e uma xícara de chá. O almoço é uma salada ou meio sanduíche com frutas. Só tomo chá gelado no almoço. O jantar é frango ou peixe com uma salada, arroz integral ou batata-doce, um vegetal e normalmente uma taça de vinho tinto. Sempre fico com medo das calorias extras do vinho, mas depois de uma viagem à Itália ano passado descobri que quando tomava uma taça de vinho tinto à noite parecia digerir melhor a comida e regulava mais o metabolismo. Coincidentemente, ouvi falar recentemente de um novo estudo de Harvard que diz que encontraram no vinho tinto um componente que não tem rival contra o envelhecimento. (*Ela sorri.*)

O que faz quando sente que deveria perder um pouco de peso?
Retorno imediatamente ao básico. E me peso todos os dias para não sair de controle. Aumento minha caminhada à noite para consumir mais algumas calorias.

O que chocólatras podem fazer para se manter nos trilhos?
Se é viciada em chocolate deveria comer um pouco todo dia. Coloque na sua granola, como quiser. Assim não se sentirá privada e saberá que está comendo um pouco todo dia, portanto não precisará se jogar sobre ele em festas ou acontecimentos especiais.

Digamos que tenha apenas duas semanas para entrar naquele vestido especial para um grande acontecimento e ele está um pouco apertado. Em vez de prender o fôlego a noite toda, o que pode ser feito?
Compre um vestido maior! Não é tempo suficiente para perder peso de uma forma saudável e duradoura. Você pode tentar aumentar seus exercícios aeróbicos simplesmente começando a caminhar. Descanse. Isso se mostrará na pele e no rosto. Finalmente, vá para um spa por uma semana ou para um spa próximo por uma hora. Não importa muito, mas simplesmente faça um tratamento e seja paparicada. Fará com que se sinta bem, e você projetará brilho e confiança em sua grande reunião.

As celebridades apostam tudo nas máscaras faciais de oxigênio de Norris, mas tente marcar uma hora na época do Oscar ou do Globo de Ouro! O oxigênio revigora a pele e dá a você aquele brilho extra.

ELA NÃO DANÇA

Ela realmente não dança — nem um só passo, admite **Cat Deeley**, a extremamente popular apresentadora britânica de *So you think you can dance*. Então, se não tem aquele bumbum de tanto se sacudir e abaixar, qual é o segredo? Cat diz que odeia academia e contou ao programa britânico *In style* que faz uma "Caminhada da Morte" diária — bufando de seu condomínio no alto do Benedict Canyon, em Beverly Hills, até embaixo e de *volta*. Demora uma hora e quinze minutos e é íngreme de carro, que dirá andando. Descubra sua própria caminhada da morte e chegue à marca de uma hora.

OS PASSOS DE REESE

Reese Witherspoon é uma usina de pequeno porte com aqueles grandes cabelos louros sedosos. Impossível concorrer com aquela franja fabulosa. Esteja ela chegando a um evento de caridade ou se acomodando para uma entrevista, Reese tem uma confiança serena que é verdadeiramente admirável. E há aquele novo corpo em forma. Como ficar com a aparência de Reese ou imitá-la? Segundo seus treinadores e amigos, ela tem duas armas secretas de malhação: caminha para trás de modo a fortalecer as panturrilhas e enrijecer o corpo e carrega pesos de 2 quilos e meio quando anda.

ENXADA, ENXADA, ENXADA

Se quer perder alguns quilos, comece a andar com uma enxada! Jardinagem é um exercício fantástico. Grandes treinadores disseram ao Black Book que um trabalho simples no pátio pode fortalecer seu corpo. Cortar grama com um cortador antiquado acelera seu ritmo cardíaco e é um grande exercício para os músculos dos braços.

Se cavar a terra para plantar flores ou vegetais estará fazendo agachamentos e flexões naturalmente. Preocupe-se em fazer alguns agachamentos de academia entre as cavadas e flexões. Para plantar vários arbustos terá de cavar buracos fundos, que é outra forma de acelerar seus batimentos e usar músculos dos braços e das costas que nem sabia que existiam. (Tome cuidado com as costas, e caso tenha algum problema, pule esta parte.)

O simples fato de se curvar e arrancar ervas daninhas pode ajudar a fortalecer as pernas. Mas pense nisso como uma atividade para a região mediana e evite problemas nas costas usando a região mediana em vez das costas. Depois tome um belo copo de limonada sem açúcar e assegure ao seu jardineiro que não pretende fazer isso toda semana — apenas quando precisar de um pouco de exercício ao ar livre. PS: Lembre-se do protetor solar!

LINDA BLUE BELL

Linda Blue Bell é produtora-executiva dos programas gêmeos *Entertainment tonight* e *The insider*. Essa linda produtora loura conversa todos os dias com os maiores e melhores corpos do planeta, incluindo **Jennifer**, **Brad**, **George** e **Britney**.

O que faz quando sente que precisa perder alguns quilos?

No meu trabalho você vê um padrão de beleza feminina que é insustentável. A expectativa é não apenas ser saudável, mas ultramagra e atraente 24 horas por dia. O truque é não entrar nessa e descobrir um tamanho e uma forma que sejam o seu certo. Você precisa definir seu próprio padrão de beleza.

Quem você acha que tem o melhor corpo de Hollywood, e por quê?

Hollywood tem tantas pessoas de ótima aparência que é difícil escolher apenas uma. A coisa desta cidade não são apenas os atores ou atrizes que parecem fantásticos — os produtores, diretores e outras pessoas nos bastidores também são lindos. É impressionante.

Qual dica comprovada você conhece que é um pouco fora do normal?

Tenho duas. Quando realmente quero me fortalecer, pulo o jantar. Também descobri que aspargo é um diurético natural.

Se tivesse apenas duas ou três semanas antes de um grande evento para se fortalecer ou perder algum peso, o que faria?

Evitar todos os carboidratos, claro! O segredo é não trapacear nos finais de semana. É mais fácil fazer dieta durante a semana por causa da rotina. Mas se realmente precisa perder peso, tem de se lembrar de que é algo para 24 horas por dia.

TRABALHANDO PARA A BALANÇA

Você já ouviu isso antes, mas é bom repetir. Não se pese todos os dias. Mais uma vez: seu peso irá variar todo dia por causa do volume de líquido em seu corpo, hormônios em fúria, uma vontade de ir ao banheiro e mesmo um jantar salgado. Qual o sentido de se pesar diariamente e surtar? Pese-se no mesmo dia da semana e use a mesma balança, que deve ficar no mesmo lugar do banheiro. (Já imaginamos você procurando aquele ponto fraco em sua cerâmica italiana de primeira categoria que faz a balança registrar 1 quilo a menos!) Também gostamos da ideia de ter uns jeans justos e experimentar uma vez por semana. Se determinada semana estiver sobrando espaço, é porque você está indo bem; apertado, então precisa reforçar seu programa; muito apertado, jogue fora esses jeans idiotas, dos quais você, aliás, nunca gostou.

DESEJOS DE BETH

Odiamos admitir, mas costumávamos escutar **Howard Stern** toda manhã. Foi quando ouvimos falar pela primeira vez da beleza sueca modelo de roupa de banho **Beth Ostrosky**. A loura magra e exuberante está hoje com o apresentador polêmico (que jurou que nunca se casaria novamente) e eles planejam se casar. Quais são os segredos de Beth para ser uma perfeição para os homens mais críticos do mundo? Ela disse que quando se prepara para um grande desfile de roupa de banho toma medidas drásticas e come apenas nozes e queijo... E pronto! "Odeio quando as pessoas dizem que tenho sorte por ficar bem de biquíni. É um trabalho duro", diz Beth. Apesar de parecer quase impecável, Beth acrescenta que odeia seu traseiro — e vai odiar sempre. "Nunca caminho da cadeira para a piscina sem uma toalha cobrindo a parte de baixo", diz Beth — e nós a amamos por nos fazer sentir muito melhor sobre nosso próprio protetor de traseiro.

SEUS FILHOS PODEM ENGORDAR VOCÊ

Pessoas com crianças em casa costumam comer em média 5 gramas de gordura a mais que pessoas sem crianças, segundo uma pesquisa governamental. O que significa que, a não ser que você seja como **Angelina Jolie** ou **Brad Pitt**, que parecem perder mais peso e ter melhor aparência sempre que aumentam a família, está basicamente acrescentando o equivalente a duas fatias de bacon ao seu café uma manhã todos os dias. O que, então, um bom pai deve fazer? Em vez de banir de casa as guloseimas preferidas dos seus filhos, faça o que **Nicole Kidman** e **Gwyneth Paltrow** sugerem: encontre versões mais saudáveis, como barquete de aipo com *cream cheese* sem gordura, e passas, uvas congeladas e cremes de morango!

> **Entreouvido em uma reunião dos Vigilantes do Peso em Beverly Hills**
>
> Finalmente descobrimos uma forma de ir a uma lanchonete e consumir exatamente zero calorias! Você tem de ser uma grande estrela perseguida por fotógrafos. Isso aconteceu outra noite em Hollywood, quando uma jovem sensação entrou no Burger King seguida por dez pragas apertando botões. Após pedir um Whooper a estrela correu de volta para um BMW que a aguardava. Mas quando os fotógrafos chegaram perto demais e invadiram o espaço da estrela só houve uma solução: jogar o Whooper neles. Não foi dito se os fotógrafos acharam saboroso ou que tinha carboidratos demais.

> **Dica rápida**
>
> Se você tem apenas alguns minutos para perder peso, use o pequeno truque das estrelas. Para parecer mais magra instantaneamente, fortaleça seus ombros. Quando você entrar em uma sala ou posar para uma foto, jogue os ombros para trás e para baixo.

COMA VERDURAS (QUANTO MAIS FOLHAS, MELHOR)

Heather Locklear e **Cameron Diaz** dizem ter um truque para se preparar para o tapete vermelho. Comem alface, repolho e outras verduras. Têm poucas calorias mas enchem a barriga e enviam o sinal para o centro de saciedade do cérebro.

DESPERTADOR PESADO

Se você quer perder peso, pode ser tão fácil quanto dormir. Mas tem de se habituar a ir para a cama às 11 horas da noite. Por quê? Um estudo da Universidade de Chicago descobriu que o segredo para perder alguns quilos é estar em sono REM profundo entre meia-noite e 2 horas da manhã (Você tem que colocar a cabeça no travesseiro às 11 horas para garantir que estará em sono profundo à meia-noite). É entre meia-noite e 2 horas da manhã que realmente começa a produção do hormônio do crescimento humano (que queima gordura e forma músculos). Então, se dormir cedo à noite, seus quadris e seu bumbum agradecerão por isso de manhã.

> **Salada de modelos**
>
> Supermodelos como Heidi Klum e Cindy Crawford sempre comem salada com vinagre antes de jantar. O vinagre corta o surto de fome, portanto você nunca mais atacará a cesta de pães.

CALOURO 7

Brooke Shields e **Jodie Foster** foram para a universidade e continuaram a trabalhar como atrizes sem ganhar peso. Estudos mostram que a caloura típica ganha algum peso no primeiro semestre da faculdade, mas apenas 3 quilos, e não os mais de 7 que nos haviam dito. Evite ganhar peso cortando o álcool. Considere que uma garrafa de cerveja tem 150 calorias — e se você tomar quatro todo final de semana pode se programar para ganhar 3 quilos e meio até o Natal.

Se estiver na faculdade, sempre tome café da manhã, o que impedirá que tenha fome durante o dia. E se pedir pizza, escolha apenas de queijo, que pode ter até 100 calorias a menos por fatia do que uma com cobertura de carne.

SABEDORIA DE REGIME DOS GAROTOS

Ataque dos lanches

Lanches são o demônio. O marido de Kym, **Jerry Douglas** (John Abbot em *The young and the restless* por mais de duas décadas), manteve o mesmo peso desde que jogou futebol americano na universidade. Observação de Kym: Somos casados há mais de 20 anos e eu o vejo fazer refeições normais no café da manhã e no almoço. Todo dia! Mas nunca ganha peso. (Onde está a justiça neste mundo?) Jerry toma um grande café da manhã, faz um grande almoço saudável e depois um jantar muito saudável. Contudo, jamais belisca entre as refeições. Se não consegue almoçar, simplesmente pula a refeição em vez de comer alguma coisa depois.

Isso me intrigou (e confundiu), então descobri que, segundo economistas de Harvard, há tantos americanos obesos por causa dos lanches que fazem. Estamos sempre ouvindo falar sobre tamanhos de porções e como a comida de lanchonete engorda. Mas os pesquisadores de Harvard dizem que a expansão da cintura está diretamente relacionada às calorias ingeridas entre as refeições. Então, faça o que Jerry faz e não belisque! Assim poderá ter grandes refeições saudáveis e sair satisfeita.

Mostre o exercício

Cuba Gooding Jr., famoso por *Jerry Maguire*, é um dos mais divertidos e amigáveis atores da cidade, e espere até ele tirar a camisa para uma cena. É verdadeiramente forte. O que está fazendo para conseguir aquele tanquinho, e será que pode nos mostrar o exercício?

"Acho que é um bom conselho para homens e mulheres", diz. "Não encosto em pesos. Acho que os pesos treinam seus músculos para serem preguiçosos. Quanto mais você malha com pesos, mais os músculos se desenvolvem. Então, quando você para tudo se transforma em gordura." Gooding diz que sua malhação é variada.

"Você quer sacudir e surpreender seu corpo, então não vai apenas ficar repetindo os movimentos.

"Faço coisas competitivas alguns dias por semana, como jogar hóquei no gelo. Depois descanso e luto um pouco de boxe, descanso e brinco muito com as crianças. Meu corpo nunca sabe o que vou fazer, mas sou ativo o tempo todo."

Ele diz que comer também é fundamental. "Você não pode ser ativo e não comer. Conheço muitas pessoas que se matam em dietas depois se sentam em frente à TV em vez de se exercitar. Isso também é errado."

Sua programação inclui "cortar certos carboidratos de modo a poder tomar um sorvete com as crianças ou uma cerveja. Eis outra dica: tudo bem com o melhor sanduíche do mundo, mas corte pela metade. Peça um Whooper e corte a metade. Depois precisa se afastar dele. Pode continuar com fome, mas tudo bem. Pense apenas que comeu um ótimo sanduíche, não se privou, mas teve a disciplina de se afastar.

"Garanto que 20 minutos depois você estará saciado e pensará: 'Estou muito feliz por não ter comido aquele hambúrguer inteiro!'"

Para o seu homem

Usher, o estilista da canção, também entrega como permanece naquela ótima forma. "Tento malhar o máximo que posso. Sim, saio dos trilhos e perco um dia, mas volto no dia seguinte, o que é determinante. Se você não se permitir sair demais da programação não é uma tragédia. Permita-se uma pequena escorregada e depois volte."

Usher também é cuidadoso com sua dieta. "Você realmente é o que come, então eu como peito de frango, evito pão e pego leve com os molhos. Nada de manteiga. Se quer perder alguns quilos, nada de molhos. A maioria deles leva sal, e sal faz com que você retenha líquidos.

"Quando mais líquido perder, melhor fica quando tenta parecer magro", diz. "Acho que beber água destilada também é importante. Elimina rapidamente a comida."

NÃO VOMITE, ESCOVE

É o novo truque de dieta de Hollywood. Depois de comer, todas as jovens estrelinhas correm para o banheiro — não para vomitar, mas para escovar. Sim, elas circulam com escovas de dentes que combinam com seus figurinos e as levam para toda parte. Essa nova tendência foi iniciada por uma nutricionista de Hollywood que disse a uma de suas pacientes de 20 e poucos anos que a melhor forma de continuar perfeita, com apenas 15% de gordura corporal, era usar uma escova de dentes após cada refeição e quando sentisse um desejo. Hoje **Matthew McConaughey** também está escovando. Os nutricionistas dizem que a escovação pode ajudar a eliminar desejos entre as refeições e impedir de comer mais do que poderia às refeições. O novo gosto em sua boca envia ao cérebro o sinal de que você já acabou.

★ *Gíria de Hollywood:* **Rambotox** — homens que malharam *um pouco* demais.

LARGUE SEU ENERGÉTICO — IMEDIATAMENTE

É fácil ser arrastado para a nova moda de beber suas vitaminas diariamente com aqueles saborosos preparados energéticos ou de preparação física. Enquanto os nutricionistas debatem seu valor nutritivo, nós descobrimos que essas bebidas na verdade podem desacelerar você.

Elas normalmente contêm açúcar ou outros adoçantes, e coisas doces demais no seu sistema bloqueiam uma substância química chamada orexina que o mantém acordado. Por falar nisso, todo esse açúcar, frequentemente disfarçado de xarope de milho com muita frutose, ou mesmo adoçante artificial, na verdade desperta seu apetite. Então, largue esse energético doce demais e volte para sua água com limão assim que possível.

Também gostamos de um pó chamado Miracle Reds, para colocar na água. É frutado e dá ácidos graxos ômega-3 que o ajudam a queimar gordura. Pode colocar na água, no suco ou mesmo no iogurte ou purê de maçã.

Entreouvido em uma reunião dos Vigilantes do Peso em Beverly Hills

Qual estrelinha de 20 e poucos anos, com medo de perder seu lugar como um dos melhores corpos de Hollywood, usa esse truquezinho? Apesar de sempre ser vista nos restaurantes da moda da cidade, ela continua magra escolhendo apenas aperitivos. Pede que sejam servidos como entrada principal junto com os pratos muito maiores de seus colegas de mesa. Corta calorias e aumenta um pouco a duração da sua carreira.

★ **CAPÍTULO 8** ★

Dietas de tabloide

QWEN SHAMBLIN

O Weigh Down Workshop foi criado nos anos 1980 por Gwen Shamblin, mestra em nutrição, em um esforço para ajudar as pessoas a lutar contra o excesso de peso e distúrbios alimentares ensinando-as a se virar para Deus no lugar da comida. As aulas do Weigh Down logo se tornaram um sucesso e se espalharam pelo país em 1992, ganhando fama internacional em cinco anos. O livro *The weigh down diet*, lançado em 1997, logo se tornou um *best--seller* e continua a ter destaque em noticiários e programas de entrevistas.

O Weigh Down é um programa cristão de perda de peso que ensina as pessoas a transformar sua relação com a comida em uma relação amorosa com Deus. O Weigh Down ensina as pessoas a comer apenas quando estão fisicamente com fome e descobrir o controle de parar de comer quando a fome física foi saciada. Qualquer outro desejo de comer é chamado de "fome da cabeça", e os participantes aprendem a voltar esse desejo para Deus, em vez de para fritas e molho.

Como a prece pode ajudar a perder peso?
O Weigh Down Workshop é um programa baseado em Deus que ensina a buscar orientação do alto. Deus programou o corpo para saber do quanto necessita — mas precisamos pedir ajuda para suprimir nossa própria ânsia por mais do que o corpo necessita.

Isso realmente é trapacear
Em Hollywood um novo livro de sucesso conquista a cidade, tocando fundo muitas celebridades. Chama-se *The adultery diet*, e diz às mulheres para "enganar o marido, não a dieta". Embora seja um romance, fontes dizem que é salpicado de histórias reais de Bel Air, Beverly Hills e Brentwood. Nós nunca iremos defender enganar o marido ou a dieta! Não discriminamos no que diz respeito a enganar, mesmo se seu marido nunca volta do trabalho e a Dairy Queen se muda para a vizinhança.

Deve-se rezar antes de todas as refeições?
Você sempre deveria rezar antes das refeições, precise ou não de ajuda para reprimir sua própria glutonice. Devemos ser *gratos* pelo que temos e louvar Deus pelos alimentos deliciosos que Ele nos deu. Apreciar o que se tem é fundamental.

Se você transgride, como usar a fé para voltar aos trilhos?
Pare, se concentre e aperte o botão de recomeçar. Só precisa esperar pela fome, e não terá perdido sua base! Quando come demais pode ter de esperar um pouco mais

para voltar a sentir fome. Não desista! Levante-se e tente novamente.

Conte algumas histórias de sucesso.

Um dos testemunhos mais impressionantes é de um jovem casal, Andy e Maggie Sorrells, que tinham ambos obesidade mórbida. Eles procuraram o Weigh Down Workshop — arrasados, sem esperança, Andy usando antidepressivos, ambos precisando perder mais de 100 quilos. Em um ano Andy perdeu 116 quilos e Maggie perdeu mais de 136, sem comprimidos, cirurgias ou alimentos especiais. Na verdade, o depoimento deles era tão inacreditável que fomos todos entrevistados por **Matt Lauer** no *Today show*. Além da perda de peso, contaram que o Weigh Down melhorou seu casamento, e hoje Andy está livre das drogas. Isso deu a eles uma nova vida. Já mantêm o peso há mais de dois anos!

Qual é a maior inspiração da Bíblia para controlar o peso?

Jesus dizia: "Seja feita não a *minha*, mas a *Sua* vontade", mesmo enfrentando a morte na cruz. Quando quiser se entregar a fritas com molho e sorvete às 10 horas da noite, pratique essa negação pessoal. A Bíblia está repleta de histórias de pessoas que viveram por Deus e buscaram Sua vontade antes da delas.

Qual o erro que a maioria das pessoas comete quando inicia um novo programa de perda de peso?

A *dieta* é o erro! A dieta o deixa acima do peso, porque faz com que se concentre em comida. Quanto mais você anseia por comida, mais irá querer, e maior o número na balança. O número na balança está diretamente relacionado ao volume de tempo que você passa se concentrando no que irá comer e no que não irá comer.

Regra número 1: pare de fazer dieta e se concentre apenas na vontade de Deus! Qual a vontade de Deus? Não pensar em comida até seu estômago roncar — e parar quando saciado. Então, pare de fazer dieta. Soluções rápidas e grandes programas governamentais não conseguiram reduzir a engorda nacional. Assegure-se de não estar se tornando escravo da balança, sendo um servo daquilo que seu corpo pede e do quanto ele pede. Assim terá saúde perfeita e não se preocupará mais com sua aparência ou seu peso. É libertador!

O que você come em um dia normal? Acha que há alimentos que prejudicam uma dieta? Qual a sua filosofia?

No Weigh Down você é livre para comer o que seu corpo pede. Aprende a separar nossas necessidades físicas da fome da cabeça. É liberdade não de abusar do corpo, mas de sua própria glutonice destrutiva. No Weigh Down você é livre para beber refrigerante normal ou *diet*. O açúcar é uma substância feita por Deus por intermédio da cana-de-açúcar, e deliciosa quando moderadamente. O segredo é moderação e escutar suas dicas internas. Em um dia comum meu corpo pode pedir meio bagel com manteiga e mel pela manhã, juntamente com café; uma salada com frango grelhado no almoço; e uma pequena porção de carne com batata e um legume no jantar. Adoro chocolate, e de vez em quando como um pouco. Estou comendo chocolate neste instante, e meu desejo por doces varia.

Eis um fato impressionante: estar acima do peso não é culpa da comida! No Weigh Down você aprende que é o único responsável pelo peso do seu corpo. Quem participa do Weigh Down aprende — com a ajuda de Deus — a assumir o controle do volume de comida ingerido; com essa descoberta a pessoa é novamente capaz de desfrutar de comida de verdade — fritas com molho, sorvete, cheesebúrgueres, creme de verdade etc.! Chega de comida *diet* ou contagem de calorias!

Mas você precisa entender que o Weigh Down não rema contra a corrente médica que entende que gordura, sódio e todas essas coisas precisam ser reduzidas. Estamos apenas propondo outra forma de atingir essa meta. É impressionante que, quando a pessoa começa a comer apenas o volume de comida que seu corpo pede diariamente, está automática e naturalmente cortando isso *drasticamente*, mesmo comendo pizza, fritas, *brownies* e molho de salada de verdade! Quando descobre que seu corpo pede apenas a comida que coloca para dentro cada dia, está automaticamente cortando calorias, gordura e sódio!

Fale sobre seu programa de exercícios.

Assim como fazer dieta não leva seu coração a desejar menos comida, também não o exercício. O exercício tem a virtude de dar boa forma física. Não há substituto para o exercício no que diz respeito a tônus muscular, condicionamento cardíaco e fortalecimento ósseo. Também pode ajudar na digestão e no funcionamento saudável dos seus órgãos. "A pouco serve o exercício corporal, ao passo que a piedade é proveitosa a tudo, pois contém a promessa da vida presente e futura" (1 Tim 4:8). Sua meta é parar de se concentrar na comida, mas é muito tentador sentir a necessidade de estar "no controle" dando voltas no quarteirão ou correndo quilômetros depois de uma refeição. Se o exercício se tornou uma fortaleza para você e causa uma profunda satisfação, se acorda todas as manhãs planejando o dia todo em torno de sua programação de exercícios, ou se o exercício é a única coisa que lhe dá paz, então é um falso Deus em sua vida. Seu objetivo deveria ser se concentrar todo o seu coração, sua alma, sua mente e sua força em Deus, em vez de na comida ou no seu corpo. Confie em Deus, não no exercício.

Ofereça um pouco de sabedoria motivacional para os dias em que não queremos ir à academia ou comer direito.

No Weigh Down nós nos voltamos para as mais fortes lições em CD e livros que nos ajudam a perceber que não diz respeito a nós — que se concentrar em si mesmo leva a uma depressão irreversível —, mas a sair de si mesmo e viver para Deus, e que Sua vontade leva à felicidade, à alegria e à paz diária. Realmente ajuda estar com pessoas concentradas na coisa certa. Por isso mantemos um serviço de aconselhamento permanente no Weigh Down.

É óbvio que muitas, se não a maioria, das pessoas com distúrbios alimentares com frequência escolhem se voltar para a comida em momentos de estresse, raiva, solidão, tristeza etc. Mas tentar alimentar um coração ferido e carente com comida ou algo desta terra (álcool, tabaco, antidepressivos, lascívia, dinheiro, elogios de outros etc.) é um erro comum. A pessoa que tenta alimentar um coração desejoso com comida está na trilha para o excesso de peso.

O que você diria para um cliente nunca tentar em nome de perder peso?
Operações gástricas são, em sua maioria, uma sentença de morte para essas pessoas.

Qual dica comprovada você conhece que é um pouco incomum?
A maioria das dietas manda evitar sal, mas não fazemos isso. Este programa diz respeito a ir ao cerne da questão. E quando você classifica sua comida, precisa saber se é exatamente aquele gosto salgado que está procurando! Não coma um saco inteiro de pipocas procurando a manteiga e o sal no fundo. Seria melhor comer um pouco que tenha o volume correto de sal e manteiga para ajudar a mudar seu comportamento alimentar.

O que faria se tivesse apenas duas ou três semanas antes de um grande evento para entrar em forma ou perder alguns quilos?
Em duas ou três semanas no Weigh Down você pode perder até 7,5 quilos. Não entre em pânico. Apenas escute o que seu corpo está pedindo e se tiver peso extra *irá* perder! Chega de diuréticos e bloqueadores de apetite. Argh!

Quais comidas você acha boas para uma pele saudável e vibrante?

Sei, sem sombra de dúvida, que pele vibrante está mais relacionada com *quanto* você come que com *o que* você come. As pessoas destroem a energia da pele ganhando e perdendo repetidamente. Vi muitas estrias desnecessárias e rugas permanentes por comer em excesso, mas também vi a pele mudar.

Quais acha que são os efeitos na pele do excesso de açúcar? Causa acne? Quais os efeitos de bebidas carbonatadas, especialmente refrigerantes *diet* ou adoçantes artificiais?

Mesmo um ganho de 1 quilo ou 1 quilo e meio pode liberar hormônios que causam acne. Uma das melhores dicas sobre acne do mundo é controlar o quanto você come. A segunda dica é se preocupar em escutar o *que* seu corpo está pedindo — e posso garantir que não é meio quilo de chocolate todo dia. Os verdadeiros magros ficam nauseados com a ideia de doces demais em um período de 24 horas.

ASSASSINO DE COMIDA

Quando achávamos que tínhamos ouvido tudo, há várias estrelas de Hollywood que intencionalmente destroem comida apenas para garantir que não irão comer o resto dela. Algumas colocam açúcar e sal nos últimos pedaços de um doce. E há um método mais radical. Uma certa estrela compra caixas inteiras de biscoitos Entenmann, come dois ou três e depois afoga o resto em solvente. Não defendemos isso, pois pode fazer mal a animais de estimação, que podem pegar coisas no lixo. Por favor, não tente isso em casa.

JAMIE KABLER E LARRY TURNER, E A DIETA DO BISCOITO DE HOLLYWOOD

A Cookie Diet não se esfarelou. Jamie e Larry trabalharam com **Kelly Clarkson, Mandy Moore, Tom Arnold, Jeniffer Hudson** e **Molly Shannon**.

Eis suas dicas:

Quais suas três melhores dicas de dieta?

Coma um biscoito, pule uma refeição. Coma até quatro biscoitos por dia no lugar de café da manhã e almoço. Coma um no café e outro como lanche matinal. Depois deguste outro no almoço e o último como lanche da tarde. Tenha um jantar saudável (entre 600 e 900 calorias) e *voilà*! Você acorda na manhã seguinte e perdeu peso. A Hollywood Cookie Diet funciona por ser baseada em restrição calórica. Pelo menos uma vez por mês dê um descanso ao seu corpo com um jejum de um ou dois dias com sucos. Finalmente, descubra o que funciona com você e se aferre a isso.

Qual o erro que a maioria das pessoas comete ao iniciar um novo programa de perda de peso?

As pessoas querem resultados imediatos. Você não ganhou peso da noite para o dia, portanto não pode esperar perdê-lo da noite para o dia. Dê uma chance à dieta e ao seu corpo uma chance de reagir. Uma redução de 1.500 calorias por dia (coma menos ou queime mais) resultará em uma perda de peso de aproximadamente 7,5 quilos por mês.

Já teve um dia em que sentiu que precisava perder alguns quilos?

Claro! Ninguém é perfeito. Algumas vezes nos permitimos demais. O que fazer? Coma um biscoito e pule uma refeição.

O que você come em um dia normal?

Até quatro biscoitos durante o dia e depois um jantar saudável dando preferência a sopas, saladas, frutas e vegetais. Se quiser classificar nossa dieta, diríamos que somos vegetarianos que comem peixe.

Fale sobre seu programa de exercícios.

Jamie nada 1 quilômetro e meio por dia. Larry começa o dia malhando em casa. (Uma série típica consiste de 60 abdominais, 60 abdominais restritos, 25 flexões de joelho, 50 flexões de braço etc.)

Qual a dica de dieta ou exercício mais absurda que já ouviram?

Dieta da água. Funciona, mas você não consegue se levantar da cama!

E o que vocês sempre dizem para um cliente incorporar em seu programa?
Consumir menos calorias e queimar mais calorias quando tentar perder peso. Buscar evitar álcool, refrigerantes e alimentos inteiramente industrializados. Restringir o consumo de carnes e laticínios. Quando tiver atingido a meta de perda de peso, manter o equilíbrio dosando a ingestão de calorias e o nível de atividade. Exercício, exercício, exercício!

Quem vocês acham que tem o melhor corpo em Hollywood, e por quê?
Mandy Moore. Ela é forte e preparada, e representa a mulher média. E o melhor de tudo, adora nossos biscoitos!

Qual dica comprovada vocês conhecem que é um pouco incomum?
Tome café da manhã como um rei, almoce como um príncipe e jante como um miserável. O contrário do que nos foi ensinado. Jante antes das 7 horas da noite. E escute seu corpo. Você não precisa comer apenas porque o relógio diz que são 8 horas da manhã, meio-dia ou 6 da tarde. Pare de comer antes de se sentir cheio. Use um prato menor e não repita.

PÉS EM FORMA

Exatamente quando você acha que não conseguirá dar mais um passo, dá — e se dá uma senhora malhação. Descobrimos algo que é uma sensação na Europa chamado FitFlop. É um calçado baixo de borracha como uma sandália que promete fortalecer e emagrecer suas pernas porque a sola, com camadas de várias densidades, ativa os músculos na passada, ajudando a fortalecer coxas, panturrilhas e glúteos. As sandálias são bioquimicamente projetadas para absorver choques, reduzir atrito nas articulações e simular uma caminhada descalço. Estão disponíveis no Reino Unido nos tamanhos 32 a 38, em vermelho e preto.

★ **CAPÍTULO 9** ★

Como superar um dia gordo

Pessoas realmente fabulosas nunca se vestem antes do almoço.

Desconhecido

PEGAMOS SEU BUMBUM

O tempo se esgotou, você tentou, mas o vestido ainda está um pouco apertado. Sabemos que **Victoria Beckham** nunca tem esse problema! Os calombos, as protuberâncias e os franzidos são tão desconfortáveis quanto feios. Não tema... Super Under Things chegou!

Se você está comendo direito, se exercitando e descansando, eis a resposta para parecer e se sentir ótima em seu grande acontecimento. Spanx e Bordeaux são duas empresas que fazem a melhor lingerie para esconder uma multidão de pecados.

Tyra Banks, Oprah, Marcia Cross, Jessica Alba e **Tori Spelling** confiam cegamente em High Falutin' Footless Tights e High-Waisted Power Panty, da Spanx. Essas alegam suavizar confortavelmente sua região mediana, barriga, coxas e traseiro, ao mesmo tempo impedindo que a calcinha marque.

A novidade no pedaço, Bordeaux Skinny'z, é uma linha quente de modeladores de corpo de um ex-*designer* da Hermès. Juram que encolhe suas áreas problemáticas em pelo menos 5 centímetros! Já ouviu falar nisso? Cinco centímetros inteiros.

> ### *Entreouvido em uma reunião dos Vigilantes do Peso em Beverly Hills:*
>
> Essa estrela de 50 e poucos anos ainda tem um dos melhores corpos de Hollywood, e não por acaso. Aparentemente, quando a loura alta e magra entra nos restaurantes de Beverly Hills os garçons saem correndo. Ela é conhecida por pedir e mudar interminavelmente suas receitas segundo especificações de dieta ultrajantes mesmo para os nutricionistas mais preciosistas da cidade. A estrela não come especiarias; substitui vegetais comuns por outros com muitas fibras e pouca densidade e, claro, não come óleos, manteiga ou gorduras trans.

LAWRENCE ZARIAN, TAMBÉM CONHECIDO COMO "O CARA DA MODA"

Lawrence Zarian mostra a seus fãs os estilos mais quentes e legais, como usá-los, e acima de tudo onde encontrá-los na pele do Fashion Guy, ao vivo da entrega do Oscar, em *Extreme makeover, Live with Regis and Kelly, America's next top model, Tyra, Dr. Phil* e *Extra*.

O que uma mulher em forma de pera com um grande estômago nunca deveria vestir?

Nunca vista tops brilhantes com padronagem grande. Cores sólidas são melhores. Vestidos com cintura alta ou ao estilo *baby doll* também são elegantes e chiques. E escondem a barriga. Também pode se livrar de tudo com uma bolsa ou carteira fantástica, desviando o olhar da barriga.

Qual a melhor forma de esconder o fato de que você ganhou cerca de 5 quilos — além de fugir do país imediatamente?

Em vez de se esconder em casa e assistir a *Oprah*, mantenha tudo liso e firme com cores escuras. Calças de pernas amplas também são boas para equilibrar o peso extra nos quadris e nas coxas.

Vem aí uma grande festa e você não perde peso. O que pode fazer para parecer um pouco mais magra?

Pode se esconder atrás da pilha de pães ou comprar os necessários compressores corporais que erguem, elevam e suavizam o corpo, criando a ilusão de que perdeu muitos quilos. Enquanto todos cumprimentam sua nova figura magra, mastigue uma baguete e considere isso uma vitória.

Mulheres acima do peso podem usar cinto?

Certamente! Tudo tem a ver com localização e o apelo da "curva". No caso das minhas belas mais cheias, use o cinto largo nos quadris, para que penda e não abrace. Deixe o abraço por minha conta!

Qual o erro de vestuário que a maioria das mulheres comete e as faz parecer mais pesadas?

Elas vestem roupas apertadas demais, criando o terrível efeito de estufamento. Se você quer fazer parecer que perdeu algum peso, aumente um número para que tudo se ajuste e caia melhor. Lembre-se, tem a ver com estilo, não com tamanho. E não, você nunca terá o mesmo tamanho de quando estava na escola. Festeje quem é e o que é hoje. E lembre-se: Deus criou todos à sua imagem, então desfrute da beleza Dele — que é você. Amém!

Qual sua melhor dica para perder alguns quilos?

Coma apenas alimentos crus frescos por alguns dias. Isso definitivamente a ajudará a perder peso extra. Eis uma dica: permaneça perto de casa e tome cuidado quando espirrar ou tossir. (Inicialmente não entendemos, depois uma frase nos ocorreu: Sanitário.) Nossa!

O que você faz quando sente que precisa perder alguns quilos?

Almoço bem, ligo para meu analista e marco uma sessão para o jantar.

O que você come em um dia normal?

No que diz respeito a alimentos saudáveis, costumo dizer que você deve manter distância de tudo que é branco: farinha, açúcar, trigo...

Fale sobre seu programa de exercícios.

Tenho um treinador cinco dias por semana que sempre alterna pesos pesados e leves. O segredo são abdominais e fortalecer a região mediana. Eu também odeio meu treinador, o que me ajuda a liberar a raiva e praticar meus palavrões.

Ofereça uma sabedoria motivacional para os dias em que não queremos ir à academia.
Experimente alguma coisa do seu armário que você *adora* mas que já não entra porque a queridinha está com traseiro demais. Você irá correndo para a academia. Pode acreditar.

Quem você acha que tem o melhor corpo em Hollywood, e por quê?
Eu! Por quê? Por que não? (**Matthew McConaughey** chega perto em segundo.)

Nós amamos você, Lawrence, e estamos comendo alimentos crus agora mesmo e não sairemos de casa por enquanto.

A QUESTÃO ANABELA

Caso seu estilista esteja ocupado em uma sessão de fotos para a *Vogue* e você não se sinta segura sobre o que calçar para parecer mais magra, use um truque de **Cameron Diaz, Jessica Simpson** e **Gwen Stefani**, e use salto anabela em vez de agulha. Por quê? Farão com que pareça mais alta, alongando as pernas, e são extremamente confortáveis. Os estilistas os adoram para as estrelas porque a plataforma inteira não apenas alonga as pernas como faz com que pareçam mais magras. Sejam de cortiça, couro metálico, couro laqueado tingido em cores vivas ou revestido de tecido — assegure-se de se dar alguns anabelas!

AS ROUPAS FAZEM A MULHER

Uma das butiques preferidas das celebridades em Tarzana, Califórnia, é a Billy's, no bulevar Ventura. Billy Witjas, a bela dona dessa loja da moda, veste as estrelas há anos. Essa butique despretensiosa é o destino de **Jaime Pressly, Vivica A. Fox** e **Jenny McCarthy**.

Pedimos a Billy conselhos sobre como nos vestirmos magras e na moda.

"Boa notícia", diz Billy. "Jeans e calças estão ganhando nova modelagem agora, com pernas mais estreitas, porém bocas mais largas para equilibrar e camuflar partes maiores do corpo." (É problema nosso ou apenas **Paris Hilton** era a única pessoa do planeta a ficar bem naqueles jeans coladíssimos de cintura baixíssima?)

Billy diz ainda que a cintura *finalmente* está subindo. (Chega de barriga dobrada.)

Ela também revela que uma cor escura pode ajudar a esconder meio ou 1 quilo. Aparentemente o cinza é o novo preto, e você pode usar como acessórios tons brilhantes profundos no pescoço para desviar a atenção de quadris e coxas. Mesmo os vestidos têm uma silhueta mais esguia agora, com o fim dos *baby dolls* e dos trapézios.

Billy diz que o maior erro que as mulheres cometem é comprar roupas pequenas demais, dizendo a si mesmas que irão perder os 2 quilos e meio ou que a roupa irá se alargar. "Compre o traje que caiba, e você parecerá e se sentirá melhor", diz ela.

Vestindo magra
Eis alguns truques que as estrelas usam para esconder as evidências:
- Se seus braços parecem um pouco grossos, disfarce usando mangas compridas com punhos largos: pense em camisa branca engomada com punhos franceses.
- Está com um probleminha de barriga inchada e tem de sair? Pegue um vestido trespassado. Por que você acha que todas as estrelas usam vestidos trespassados de **Diane von Furstenberg**? O corte chama atenção para sua cintura, criando a ilusão de um ventre mais magro e comprimido.
- Se estiver toda inchada, vista um suéter de gola em V. Instantaneamente parecerá 5 quilos mais magra.

KERRY E DEBORAH LEE, JOALHEIROS DAS ESTRELAS

A joalheria Kerry Lee Remarkable, conhecidoa por seus projetos personalizados, dá uma dica: se você tem rosto redondo, use colares na metade do peito ou abaixo. Se estiver usando um colar apertado, coloque um pingente comprido.

★ CAPÍTULO 10 ★

Contagem regressiva de duas semanas

Quando comer, não tenha pressa; não é o estômago que importa, mas a boca.

Gwen Shamblin, Weigh Down Workshop

DREW PASQUELLA, O CRIADOR DO SoCal CLEANSE

Drew Pasquella ingressou na área de saúde como *personal trainer* quando cursava a faculdade. Começou a trabalhar para uma empresa especializada em suplementos nutricionais que lidava basicamente com atletas olímpicos e profissionais. "Por causa do trabalho que estava fazendo eu era abordado por parentes e amigos querendo saber quais suplementos tomar. Dava uma longa lista de suplementos, mas ninguém queria uma lista", conta. "Sempre ouvia: 'Só quero uma ou duas coisas que possa tomar e tenham algum impacto positivo'."

Pasquella teve a ajuda de um médico conhecido com um histórico de criar suplementos eficazes, e juntos criaram o SoCal Cleanse, uma mistura única que combina ingredientes de limpeza e desintoxicantes que Pasquella acredita ajudar na perda de peso. (Observação: consulte seu médico antes de tomar qualquer suplemento.)

Quais dicas de dieta pode dar para nós?

Antes de começar uma dieta, qualquer que seja, tome um produto de limpeza e desintoxicação. Seu corpo está constantemente exposto a toxinas no dia a dia — no ar, na água, comida, em cosméticos, perfume, álcool, fumo, remédios, produtos domésticos... A lista é interminável. Com o tempo essas toxinas se acumulam em seu organismo e podem afetar a natural capacidade de limpeza e desintoxicação de seu corpo. As toxinas podem se acumular nos tecidos e afetar sua saúde, digestão, metabolismo, pele, cabelos e unhas. Você pode ganhar peso, se sentir sem energia, desequilibrada, com prisão de ventre, fatigada e inchada. Uma explicação simplificada é que quando você se purifica e desintoxica, ajuda a expulsar as toxinas que afetam seu corpo para ter uma "tabula rasa". Assim seu programa de dieta e exercícios não será prejudicado. Quando começa a colocar nutrientes de valor no corpo e a se exercitar quer que isso se traduza em como parece e se sente, certo?

Alguma dica simples com algo que temos em casa?

Seu sistema digestivo alimenta seus tecidos, por isso você quer um sistema saudável. Há coisas simples e cotidianas que podem ajudar no processo de limpeza. Beba mais água. Aumentando a ingestão de água você ajudará seu corpo a expulsar as toxinas que começou a arrancar do seu sistema. Tente evitar alimentos fritos, cozidos demais ou excessivamente industrializados. As fibras e os nutrientes encontrados em alimentos crus, frutas e vegetais ajudam a manter o sistema digestivo saudável.

O que faz para se motivar?

É fundamental manter a motivação. Um truque é tirar uma foto sua. Ninguém é mais duro com você do que você mesma, certo? Coloque sua foto em um lugar visível, como o computador, onde não pode escapar de si mesma! Quando faço isso eu identifico as falhas que quero corrigir, e se minha esposa chega, encontra a casa vazia e vê que eu estava olhando uma foto minha, sabe que estou na academia.

Quais algumas das dietas ridículas que você não experimentaria?

Dietas e limpezas baseadas em jejum me irritam. Sou o primeiro a destacar que para perder peso você tem de queimar mais calorias do que ingere. Escute quando digo que jejuar não é o caminho certo. Seu corpo precisa de algumas calorias e nutrientes para funcionar e manter a saúde geral. O jejum pode fazer mais mal do que bem, porque o corpo não está recebendo esses nutrientes e você o está agredindo de uma forma nada saudável. Se o corpo acha que está passando fome, que é o que acontece em um jejum, seu metabolismo começa a diminuir de modo a manter aquilo que tem para sobreviver. O que acontece quando começa a comer após um jejum? O corpo correrá para conservar tudo o que está colocando para dentro. Também não sou fã de cortar todos os carboidratos de uma dieta. O único combustível que seu cérebro e seus olhos usam deriva dos carboidratos. Já tentou cortar todos os carboidratos e sentiu que estava diferente, desligada, cansada, com dores nos olhos? É importante diferenciar carboidratos bons dos ruins. Fique com grãos integrais e massa e pão de trigo integral e se mantenha distante de açúcar refinado e farinha branca.

O que pode ser feito para perder alguns quilos antes de um grande evento?

Duas ou três semanas antes de um grande evento, se purifique, preste atenção no que come e faça aeróbica. Você provavelmente já ouviu isso, mas é importante fazer pequenas refeições ao longo do dia para manter o metabolismo ativo. Faço de cinco a seis refeições por dia com proteína magra, carboidratos de grãos integrais e gordura em todas elas.

Entreouvido em uma reunião dos Vigilantes do Peso em Beverly Hills:

Ela é chamada de Assassina de Hollywood porque acaba com você, mas quando termina você tem um corpo pelo qual morrer. Com uma clientela na sua academia particular de Beverly Hills que rivaliza com qualquer banquete de indicados ao Oscar, ela tem compromissos de 5 da manhã às 7 da noite todos os dias. Essa treinadora extraordinária cobra de 250 a bons 350 dólares por hora, e nunca permite que suas estrelas de manutenção cara, aceleradas e mimadas demais a vejam suar. Nunca trapaceia na dieta, nunca ganha 1 quilo, mas tem um segredinho sujo. Toda noite, assim que entra em sua casa com vista para Hollywood Hills, prepara um grande copo de Fresca *diet* com vodca... É o único hábito que não abandona, acha ser viciada e que os quilos estão se acumulando. Nossa! Bem, pelo menos não são quaisquer carboidratos.

A CONTAGEM REGRESSIVA DE DUAS SEMANAS: DUAS SEMANAS ANTES DE UM EVENTO

Você não costuma ver estrelas inchadas caminhando sobre o tapete vermelho... Mas e se for naquela época do mês? E se elas saírem da trilha da dieta? Como nunca incham como o resto de nós? O nutricionista de Los Angeles Philip Goglia manda seus clientes famosos, como **John Cusak, Gillian Anderson** e **Owen Wilson**, comer aspargos e salsa para reduzir o inchaço.

Se você realmente estiver com fome, beba de 60 a 90 gramas de suco de laranja ou outra bebida doce. Isso aumentará o açúcar no seu sangue o suficiente para que não coma demais. Tome o suco antes de comer, para ter mais controle.

Afaste a comida no instante em que acabar de comer. Se não estiver na sua frente, não comerá. No minuto em que a família acabar, retire os pratos mesmo se Brad e a pequena Zahara estiverem pensando em um terceiro prato.

Se precisa de um doce por dia, tente uma barrinha pequena. Se é difícil ter um saco disso em casa, separe sete — um para cada dia da semana — e dê o restante aos filhos e seus amigos.

Mas lembre-se de que realmente precisa controlar sua comida. Pergunte a qualquer fisiculturista ou supermodelo sobre exercício e dirão que você pode viver em uma academia antes do grande evento, mas se comer pizza não conseguirá resultados.

UMA SEMANA ANTES DE UM EVENTO

Rica em potássio, a banana mantém um bom equilíbrio dos fluidos no corpo, e um estimulante da circulação, como pimenta-de-caiena, pode drenar as glândulas linfáticas ao redor dos olhos.

Congele uvas sem caroço e belisque isso durante o dia. Elas têm muito poucas calorias e satisfarão sua necessidade de doce. Também são ótimas para longas viagens de carro com as crianças.

Como você resiste à tentação nas festas antes de seu próprio Oscar pessoal? Antes de ir a uma festa, ou mesmo jantar fora, encha seu estômago com um saco de pipocas de microondas de 100 calorias e beba uma Perrier.

Digamos que é uma festa de vizinhos no **Stallone's** e cada um levará alguma coisa. Sabemos que em Hollywood ninguém leva algo, mas vai. Se estiver pensando no seu próprio programa, leve um molho saudável chamado "Molho de abacate em pedaços". Pegue um abacate, tire o caroço e esmague; acrescente três fatias de cebola vermelha picada, dois punhados de tomates-cereja cortados ao meio, um pouco de suco de lima e uma xícara de creme de leite azedo desnatado. Leve pão pita sem gordura, chips vegetarianos ou legumes fatiados para mergulhar nele.

Faça como **Uma Thurman** e **Julia Roberts** e... tricote. Não apenas o passatempo a impedirá de beliscar, como os médicos dizem que alivia o estresse e melhora a concentração.

Assista a filmes que a inspirem e lembre-se das melhores frases. "Estou a uma infecção intestinal do meu peso ideal...", disse **Emily Blunt** em *O diabo veste Prada*.

Se vocês realmente saírem para jantar nas semanas anteriores ao grande acontecimento, senhoras, ouçam o conselho do atraente LL Cool J. Ele trabalha um cardápio de restaurante para se assegurar de que não irá enlouquecer e destruir um grande dia de malhação e alimentação saudável. Recentemente entrou no delicioso Brooklyn Diner em Manhattan para comer sopa de frango com noodles (reservando o macarrão), vagem (desculpe, no vapor, não nadando em manteiga) e um hambúrguer de peru (reservando o pão), e pediu o cheesecake de morango, mas deu apenas algumas mordidas.

Consiga um spray bronzeador. 35% das mulheres acham que parecem mais magras quando bronzeadas.

CHEGA O GRANDE DIA

Se tudo falhar e a balança não estiver fazendo você dar pulos de alegria — bem, dê um tempo. E também se assegure de fazer fotos com a nova câmera digital Photosmart R937 da HP. Ela elimina 5 quilos de seu corpo reduzindo o tamanho dos pixels nos 80% centrais da foto. A má notícia? Custa cerca de 300 dólares.

Lembre-se de que também pode parecer mais magra (assim como a classe A faz) posando corretamente para fotos tiradas com câmeras normais. Fique empertigada, braços ao lado do corpo e lembre-se de voltar a palma das mãos para a frente. Isso automaticamente ajuda na postura e a faz parecer mais alta, portanto mais magra.

Também tente uma técnica comum de modelo para andar magra. Pense sempre: "Orelhas atrás dos ombros e ombros atrás dos quadris". Não é fácil, mas com prática em pouco tempo você andará como se tivesse sido a vida inteira concorrente do *America's next top model*.

Temos certeza de que você parece fantástica *e* magra. Agora, para se livrar do nervosismo de última hora, faça o mesmo que **Elle McPherson**: "Quando estiver realmente estressada em uma situação, inspire amor e expire medo. Funciona!"

★ CAPÍTULO 11 ★

Eu quero o mesmo que ela!
Receitas de dietas de Hollywood

Às 9 horas da manhã eu tinha tomado cinco xícaras de café. Às 11 a excitação tinha passado.

KELLY RIPS

Só quero voltar ao peso da minha carteira de motorista. É o peso da fantasia.

VALERIE BERTINELLI

LOGGIA ITALIAN CAFÉ

A SALADA JESSICA

Vestindo seu short Daisy Duke ela fez chorar homens crescidos — e mulheres por outra razão. A bela sobrevivente Jessica Simpson pode ter altos e baixos, mas atualmente está esbelta e fabulosa. O Loggia Italian Café, em Studio City, Califórnia, partilhou conosco a salada preferida de **Jess** e **Ashlee**, que Jessica pede sob medida com tanta frequência que acabou incluída no cardápio.

2 xícaras de pera asiática picada
2 xícaras de morangos fatiados
1 xícara de peito de frango grelhado cortado em fatias
4 xícaras de alface romana picada
¼ de xícara de croutons

Molho
½ xícara de azeite
¼ de xícara de vinagre balsâmico
1 gema de ovo
1 colher (chá) de mostarda de Dijon
Sal e pimenta

O SHAKE DAS CELEBRIDADES COM MUITAS PROTEÍNAS E BAIXAS CALORIAS DE RACHEL BELLER

1 colherada de proteína de soro em pó sabor baunilha, aproximadamente 20 g de proteína por colherada
1 copo de 330 g com água e gelo moído
1 xícara de frutas vermelhas congeladas
1 xícara de iogurte natural com lactobacilos vivos

Ingredientes opcionais
¼ de colher (chá) de extrato de baunilha
1 colher (sopa) de adoçante de agave
½ colher (chá) de canela
1 colher (sopa) de Benefiber

Bata todos os ingredientes no liquidificador em velocidade alta.

BACKYARD BOOTCAMP

PANQUECAS DE PROTEÍNA

Eis uma receita do chefe do badalado Backyard Bootcamp de Los Angeles. Ele diz que você pode comer uma dessas por hora ou duas para duas horas. Aliás, elas são comidas sem xarope ou manteiga, mas realmente muito saborosas.

> 4 claras de ovo
> 1 xícara de aveia
> 1 colherada de proteína em pó (sabor baunilha)
> Aproximadamente 2 colheres (sopa) de amêndoas, arroz, soja ou leite desnatado
> 1 xícara de sua fruta preferida (amora, morango, banana)
> Canela

Borrife a chapa com óleo de cozinha. Misture os ingredientes em uma tigela. Faça na chapa quente como as panquecas comuns.

A receita rende cerca de seis panquecas. Cada uma tem aproximadamente 90 calorias. Quando precisar de uma refeição para duas horas, coma duas panquecas.

DO DR. MURAD

CREME INFALÍVEL DE DISSOLUÇÃO DA CELULITE

> ½ xícara de suco de romã (sem açúcar)
> ½ xícara de leite de soja
> ½ xícara de amoras (frescas ou congeladas sem açúcar)

1 colher (sopa) de grãos de lecitina
1 colher (sopa) de semente de linhaça moída
2 colheres (sopa) de cerejas goji secas
4 cubos de gelo
Açúcar mascavo, açúcar cristal não refinado ou extrato de estévia (opcional)

Bata todos os ingredientes no liquidificador.

DELÍCIAS DO FOUR SEASONS

As receitas a seguir são de Paulette Lambert, nutricionista das estrelas do muito exclusivo Four Seasons California Wellbeing Institute, de Westlake Village.

COMPOTA DE FRUTAS SILVESTRES

Excelente fonte de antioxidantes e vitaminas A e E! Servir quente sobre aveia, em cereais frios, iogurte ou mesmo banana picada ou sorvete *light* como sobremesa.

4 xícaras de frutas vermelhas, conforme sua preferência
2 colheres (sopa) de açúcar orgânico ou mel (pode-se usar adoçante sem calorias)
2 colheres (chá) de amido de milho dissolvido em
2 colheres (sopa) de água fria
1 colher (sopa) de suco de limão
½ colher (sopa) de canela
½ colher (sopa) de extrato de baunilha (opcional)

Coloque as frutas e o açúcar em uma panela, sacuda para misturar. Acrescente o amido de milho e o suco de limão. Aqueça em fogo médio, misturando até o suco engrossar e começar a ferver. Acrescente canela e baunilha. Misture bem. Sirva quente ou frio.

Oito porções. Calorias por porção: 70 (equivalente a uma porção de fruta)

MARSALA DE FRANGO

4 peitos de frango sem pele e sem ossos
2 colheres (sopa) de farinha
1 colher (chá) de sal marinho
Pimenta-do-reino fresca
1 colher (sopa) de azeite
1 colher (sopa) de margarina *light* sem gordura trans
2 xícaras de cogumelos fatiados
½ xícara de caldo de frango com pouco sódio
⅓ de xícara de vinho Marsala
2 colheres (sopa) de salsa fresca picada

Bata pedaços de peito de frango até meio centímetro entre folhas de plástico.

Ponha farinha, sal e pimenta em um grande saco plástico. Acrescente os peitos de frango, dois de cada vez e sacuda bem para envolvê-los com a farinha. Coloque em um prato. Verta o azeite em uma grande frigideira antiaderente. Junte o frango empanado e doure por três minutos. Vire e doure o outro lado por mais um minuto. Acrescente 2 colheres de sopa de água à tampa da frigideira e a coloque rapidamente na frigideira para cozinhar o frango no vapor por um minuto. Destampe. Passe o frango para um prato limpo e guarde-o no forno quente. Acrescente margarina à frigideira e a derreta em fogo médio. Coloque os cogumelos e refogue por três a quatro minutos, acrescentando meia xícara de caldo de frango se necessário. Junte o frango aos cogumelos refogados. Acrescente vinho e salsa, cobrindo o frango com o molho. Cozinhe por dois minutos até o molho engrossar.

Quatro porções. Calorias por porção: 250 (equivalendo a 110 gramas de proteína magra, 1 legume, 1 gordura)

ISCAS DE PEIXE CROCANTES

Spray de azeite
¾ de xícara de farinha de rosca
¼ de xícara de parmesão
½ colher (sopa) de pimenta-de-caiena
Meio quilo de bacalhau fresco ou outro peixe branco, como linguado
1 ovo batido

Aqueça o forno a 190°C. Borrife uma assadeira com azeite. Misture a farinha de rosca, o parmesão e a pimenta em um saco plástico. Corte os filés de peixe em iscas. Mergulhe no ovo, sacuda com a mistura de farinha e queijo e coloque na assadeira, sem encher demais. Borrife o peixe com o azeite. Leve para assar por 20 minutos até ficar dourado e crocante. Sirva com limão.

Quatro poções. Calorias por porção: 185 (equivalendo a 120 gramas de proteína, ½ carboidrato)

CREME DE FRUTAS

Uma excelente fonte de antioxidantes e cálcio. Um café da manhã ou lanche da tarde que sacia e satisfaz a necessidade de doces!

1 xícara de frutas congeladas, como frutas silvestres,
pêssego ou seleção tropical
1 banana
De 180 a 250 g de iogurte *light*
¼ de xícara de suco de laranja, leite desnatado ou de soja

Bata todos os ingredientes no liquidificador ou processador em alta velocidade até ficar suave e cremoso.

CROCANTE DE MAÇÃ

Spray de óleo
1 quilo de maçãs descascadas, sem sementes e fatiadas
1 colher (sopa) de suco de limão
1 colher (sopa) de açúcar
1 colher (sopa) de farinha de trigo
1 ¼ de colher (sopa) de canela
1 colher (sopa) de casca de laranja

Cobertura de aveia
1 xícara de aveia moída
½ xícara de açúcar mascavo
½ xícara de farinha de trigo (pode usar ¼ de xícara de trigo integral e ¼ de trigo refinado)
½ xícara de margarina sem gordura trans
1 colher (chá) de canela

Aqueça o forno a 175°C. Borrife uma assadeira de 22 cm x 32 cm com óleo. Misture as fatias de maçã com suco de limão, açúcar, farinha, canela e casca de laranja na assadeira. Misture os ingredientes da cobertura em uma tigela com os dedos até ficar granulado. Salpique sobre a maçã. Leve para assar por 30 minutos ou até a cobertura estar dourada e crocante. Sirva quente com creme *light* batido ou sorvete *light*.

Oito porções. Calorias por porção: 250
Serve duas pessoas, então corte pela metade. Calorias por porção: 150.

SALMÃO GRELHADO E ESPINAFRE COZIDO

1 colher (sopa) de manteiga *light* ou
margarina sem gordura trans
¼ de colher (chá) de pimenta vermelha moída
1 colher (chá) de alho amassado
2 colheres (sopa) de açúcar mascavo
¼ de xícara de suco de lima fresco (2 limas)
2 colheres (sopa) de molho de soja *light*
1 colher (chá) de amido de milho dissolvido em
1 colher (sopa) de água fria
1 colher (chá) de azeite
2 filés de salmão de 250 a 300 gramas
200 gramas de folhas de espinafre
Sal e pimenta a gosto

Aqueça o forno a 200°C. Derreta ½ colher (sopa) de manteiga em uma frigideira em fogo médio. Acrescente a pimenta vermelha e o alho. Refogue por 1 minuto. Acrescente açúcar. Misture até derreter e borbulhar, cerca de 1 minuto. Junte o suco de lima e o molho de soja. Aumente o fogo e ferva até se reduzir para cerca de ¼ de xícara. Junte o amido de milho e ferva até engrossar, cerca de um minuto e meio. Reserve. Aqueça o azeite em uma frigideira. Coloque os filés de salmão e grelhe até ficar bem dourado, cerca de dois minutos de cada lado. Transfira para uma assadeira revestida. Coloque uma colher (sopa) de molho em cada filé. Doure no forno por cinco minutos. Acrescente o restante da meia colher de manteiga na panela à frigideira. Coloque o espinafre e sacuda até refogar, cerca de dois minutos. Tempere com sal e pimenta.

Quatro porções. Tamanho do prato: 1 filé de salmão mais ¾ de xícara de espinafre; Calorias: 325 (equivalentes a 120 gramas de proteínas, 1 grama de gordura, 1 vegetal)

BOULDERS RESORT AND GOLDEN DOOR SPA

OMELETE DE VEGETAIS E CREAM CHEESE

O nutricionista Scott Strubinger, *chef* do Boulders Resort and Golden Door Spa de Carefree, Arizona, diz que tem o prato perfeito para pessoas que querem não apenas perder peso, mas parecer e se sentir melhor. O prato tem ótimo sabor e também ajuda a acabar com a celulite!

Óleo em spray
1 xícara de vegetais (brócolis, cogumelos, tomates, pimentões, espinafre e ervas frescas)
2 ovos médios
2 colheres (sopa) de água
Sal marinho
Pimenta-do-reino moída
1 colher (sopa) de *cream cheese* sem gordura
½ grapefruit

Borrife óleo em uma frigideira antiaderente. Acrescente os vegetais e refogue até ficarem tenros, cerca de quatro minutos. Retire o excesso de água. Enquanto isso, bata os ovos com água, sal e pimenta em uma tigela. Coloque os vegetais refogados no fogo e derrame os ovos batidos sobre eles. Frite até a omelete estar pronta, cerca de três minutos. Coloque o *cream cheese* sobre a omelete. Decore com ervas frescas. Corte o grapefruit pela metade e sirva com a omelete.

Uma porção. Calorias: 254; gordura, 13 gramas; sal, 5 gramas; carboidratos, 18 gramas; proteína, 27 gramas; fibras, 2 gramas.

THE MAYFLOWER INN AND SPA

DOSE RÁPIDA DE CHOCOLATE

Sim, Virginia, você pode pedir um bolo e comer. As celebridades fazem isso com uma ótima receita de torta de chocolate do *chef* Philippe Niez, do Mayflower Inn and Spa.

Spray de óleo vegetal
$1/3$ de xícara de cacau em pó, mais 1 colher (chá) para salpicar
1 xícara de ameixas secas descaroçadas e picadas
½ xícara de café quente
$1/3$ de xícara de farinha de trigo integral
2 colheres (sopa) de farinha comum
¾ de colher (chá) de fermento
¼ de colher (chá) de bicarbonato de sódio
$1/8$ de colher (chá) de sal
½ xícara de açúcar mascavo
¼ de xícara de purê de maçã
1 clara de ovo
2 colheres (chá) de extrato de baunilha
½ colher (chá) de gelatina sem sabor
½ xícara de creme azedo sem gordura
¼ de xícara de açúcar de confeiteiro

Aqueça o forno a 180°C. Unte uma assadeira quadrada de 22 centímetros com óleo em spray. Salpique com 1 colher de chá de cacau em pó. Reserve.

Misture as ameixas e o café em uma tigela. Deixe esfriar.

Misture o terço de xícara restante de cacau, farinhas, fermento, bicarbonato e sal em um grande saco plástico. Sacuda. Acrescente açúcar, purê de maçã, clara de ovo e 1 colher (chá) de baunilha à mistura de café e ameixa. Esvazie o saco na tigela. Misture. Derrame na assadeira preparada. Leve para assar até que um palito de dentes enfiado no centro do bolo saia limpo, cerca de 20 a 25 minutos. Deixe esfriar.

Misture 1 colher (sopa) de água, a colher (chá) restante de baunilha e a gelatina em uma panela pequena. Reserve até a gelatina ficar clara, em dez a 15 minutos. Aqueça em fogo baixo até a gelatina se derreter. Misture gelatina, creme azedo e açúcar de confeiteiro em uma tigela. Resfrie até a cobertura ficar resistente, em dez a 15 minutos. Bata até ficar lisa. Cubra.

Por porção: 300 calorias; 1,4 grama de gordura; 72 gramas de carboidratos; 6,8 gramas de fibras; 6,3 gramas de proteína.

GAROTA FAMINTA

TORTA DE MAÇÃ

4 maçãs descascadas e fatiadas
½ colher (chá) de extrato de baunilha
1 colher (sopa) de substituto de açúcar mascavo
½ colher (chá) de canela
2 colheres (chá) de amido de milho
2 pães pita de baixas calorias cortados ao meio

Em uma pequena caçarola com tampa, cozinhe a maçã em ¼ de xícara de água até ficar macia (dois a três minutos).

Retire do fogo e drene a água. Misture ¼ de xícara de água *fria*, baunilha, o substituto do açúcar, canela e amido de milho. Cozinhe e misture até ganhar consistência de caramelo (colocando mais água se ficar grosso demais). Retire do fogo e acrescente a maçã. Recheie quatro metades de pão pita aquecido (30 segundos no micro-ondas devem bastar) com a mistura.

Quatro porções. 1 torta de meio pão pita: 139 calorias; 0,5 grama de gordura; 207 miligramas de sódio; 35 gramas de carboidratos; 5,8 gramas de fibras; 16,5 gramas de açúcar; 3,5 gramas de proteína.

OUTRAS RECEITAS

BERINJELA À LA SALLY

A amiga de Cindy Sally Klein é uma importante jornalista de cultura que entrevistou todos os astros. Sally também parece magra e exuberante hoje após perder... Bem, isso é segredo, mas confie em nós, nunca esteve melhor. Pedimos a ela uma das receitas que a ajudaram a perder peso. Obrigada, Sal!

Spray de cozinha
1 berinjela média cortada em fatias de 1 centímetro
2 colheres (sopa) de farinha de rosca integral
1 xícara de molho de macarrão *light*
½ xícara de mistura de queijos italianos com pouca gordura

Unte uma assadeira com spray de cozinha e acenda a grelha. Coloque as fatias de berinjela na assadeira, com sal e pimenta à vontade. Grelhe por quatro minutos, vire e deixe mais quatro minutos. Aqueça o forno a 190°C. Borrife uma forma pequena com spray de cozinha. Coloque meia xícara de molho de macarrão no fundo da forma. Salpique uma colher de sopa de farinha de rosca uniformemente sobre o molho. Coloque as fatias de berinjela grelhadas por cima. Salpique outra colher de farinha de rosca. Coloque o restante do molho por cima. Salpique queijo. Leve para assar por 20 minutos sem cobrir. É macio, delicioso.

Se estiver no Vigilantes do Peso pode comer a forma toda por apenas seis pontos! (É muita comida.)

Total de calorias da forma: 350

O SALMÃO DA LAVA-LOUÇAS DE KYM

Tudo começou porque me casei muito nova. Como muitas de vocês sabem, **Jerry Douglas**, também conhecido como John Abbott, de *The young and the restless*, foi meu primeiro entrevistado na televisão quando eu era repórter em Michigan. Pouco depois de entrevistá-lo, me casei com ele. (Sim, sei, foi uma boa entrevista.)

Eu não sabia cozinhar, mas queria ser uma boa esposa, então inventei um prato que sirvo à minha família pelo menos a cada duas semanas, chamado de *Salmão da lava-louças de Kym.*

É assim que se faz:

Simplesmente compre um grande pedaço fabuloso de salmão, tempere com um pouco de margarina sem gordura trans, acrescente sal marinho, alho, aneto ou as especiarias de que gosta no peixe. Embrulhe em papel-alumínio. Eu fecho bem as pontas, como se estivesse apertando um pastel. Quando parece estar à prova d'água, o coloco na prateleira de cima da lava-louças, *sem sabão*. (Acredite em mim, algumas vezes esqueci.)

Então ligo a lavadora em um ciclo completo. Você tem um saudável salmão cozido de baixas calorias, e é delicioso! Às vezes acrescento batatinhas e cenouras cozidas levemente temperadas. Coloco com o salmão no mesmo papel-alumínio lacrado, e elas são cozidas no vapor com o peixe. Mais tarde o prato sujo volta diretamente para a lava-louças — mas dessa vez uso sabão. (Para Jerry, meu astro de novela, eu te amo!)

Graças e rituais à mesa das celebridades

Sharon Stone parece nunca comer demais e tem um corpo impressionante. Sabemos hoje que isso tem menos a ver com suas dietas secretas que com seu ritual noturno. Segundo uma amiga comum que jantou com Sharon Stone, toda noite à mesa ela tem o hábito de contar a melhor coisa que fez por alguém no dia e a melhor coisa que alguém fez por ela, e ouvir das pessoas que estão com ela a mesma coisa. Esse é um antigo ritual espiritual. Ei, talvez todos esses pensamentos gentis também a inspirem a tratar melhor seu corpo.

SHAKE CHOCOLATE É MEU MESTRE

Esta é da melhor amiga de Cindy, a impressionante repórter e mãe Vickie Chachere. Partilhamos com muitas de nossas amigas atrizes de primeira linha em Hollywood, e hoje os liquidificadores zunem de Beverly Hills a Bel-Air.

> 1 banana madura congelada, cortada em pedaços
> 1 xícara de leite desnatado ou de soja
> 2 colheres (sopa) de cacau orgânico

Misture os ingredientes em um liquidificador até estar uniforme e cremoso. O creme de banana e chocolate mais fácil do mundo!

Dentro de mim vive uma mulher magra querendo escapar. Mas eu normalmente a faço calar com biscoitos.

Desconhecido, mas **Kym** e **Cindy**
repetem a frase todos os dias

O Livro Secreto de Dieta das Divas de Hollywood foi impresso em São Paulo/SP
pela RR Donnelley, para a Larousse do Brasil em Janeiro de 2011.